LA LONGÉVITÉ HUMAINE

PROPRIÉTÉ

FRONTISPICE.

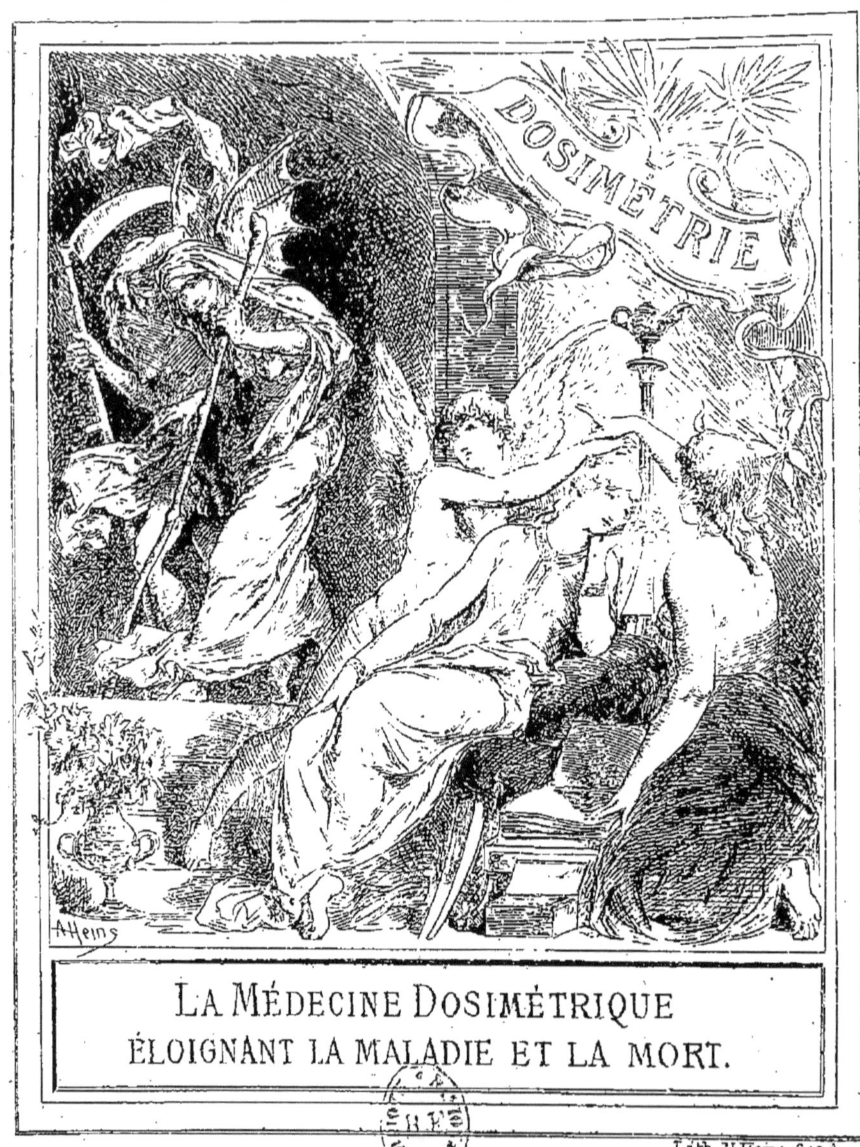

LA MÉDECINE DOSIMÉTRIQUE
ÉLOIGNANT LA MALADIE ET LA MORT.

Dr BURGGRAEVE

LA

LONGÉVITÉ HUMAINE

PAR

LA MÉDECINE DOSIMÉTRIQUE

OU

LA MÉDECINE DOSIMÉTRIQUE

à la portée de tout le monde

AVEC SES

APPLICATIONS A NOS RACES DOMESTIQUES

ÉDITION POPULAIRE

Prix : 2 Francs

DANS TOUTES LES LIBRAIRIES & GARES DE CHEMINS DE FER

1887

FRONTISPICE

*La Médecine dosimétrique éloignant la
maladie et la mort.*

Éloigner la maladie et la mort pour vivre longtemps, voilà une idée banale, bouffonne, digne de
la Palisse, que l'artiste a su rendre poétique par
son crayon spirituel.

Nous lui devons déjà le beau frontispice de
notre livre *le Choléra indien*. Le terrible géant,
debout sur notre globe et armé de sa faux, dans

sa main de squelette une tête de mort, ordonne à ses furies de punir les hommes de leurs négligences des règles de l'hygiène.

Ici l'idée est moins générale. Il est certain, toutefois, que — comme l'a dit un auteur — nous ne mourons point mais que nous nous tuons, les uns par imprévoyance, les autres de propos délibéré pour faire « court et bon ».

Nos ancêtres avaient une vie moins agitée que nous, partant plus longue (1). — Nous exceptons la guerre, la famine et les pestes, fléaux dont ils n'ont su se garantir.

Nous avons la guerre; la famine c'est le pain quotidien insuffisant; les pestes? le choléra les résume toutes.

Jamais l'art médical n'a été plus nécessaire; mais un art, à la fois, sûr, rapide et commode,

(1) Individuellement, car la vie moyenne était plus courte alors qu'aujourd'hui.

c'est-à-dire cette trilogie qui est la caractéristique de la médecine dosimétrique, qu'on a nommée « la médecine de l'avenir », qui est déjà « la médecine du présent » et qui n'est plus la médecine du passé ».

Dr BURGGRAEVE.

NOTRE TEMPS

Memor temporis acti.

Nous sommes arrivé à cette époque de la vie où tout est mélancolie — comme l'automne dans la nature.

Mais l'automne a aussi ses charmes : s'il annonce l'hiver, il repose des ardeurs de l'été.

La vie humaine est une succession de saisons où il faut prendre le temps comme il vient.

Le nôtre, Dieu merci ! n'a pas été trop mauvais.

Dans les luttes ardentes pour l'existence

(strugle for life, *comme disent les Anglais*) nous avons eu le bonheur de trouver des auxiliaires dévoués; ce qui nous permet d'espérer que notre passage ici-bas laissera des traces d'autant plus persistantes qu'elles n'auront pas été creusées par des larmes.

C'est à ces vaillants confrères que nous offrons nos remerciements; nous remercions également cet être anonyme mais collectif qui a nom « M. Tout le monde » et dont on a dit qu' « il a plus d'esprit que Voltaire ».

Le patriarche de Ferney n'eût pas réussi dans ses combats contre l'intolérance, s'il n'avait eu pour lui le « Vox populi, vox Dei ».

Nos luttes, pour avoir été moins générales, n'ont pas été moins grandes. Nous avions devant nous l'École, qui n'eût pas cédé à nos efforts de rénovation sans ce puissant auxiliaire.

Au public, donc, toute notre reconnaissance. Nous savons que la mémoire du cœur est sou-

vent courte; mais nous sommes persuadé que ceux que la méthode dosimétrique aura soulagés — sinon guéris — se diront : « Il y a du bon là dedans ! » et se rappelleront notre nom.

Dr BURGGRAEVE.

1887.

AVIS DES ÉDITEURS

Le livre que nous publions aujourd'hui est appelé, pensons-nous, à un grand succès.

C'est l'œuvre d'un homme dont les quatre fois vingt ans ont été consacrés pour une bonne part à la partie la plus négligée de la médecine : l'hygiène thérapeutique.

Il a eu cela de commun avec feu le docteur Bouchardat, qui, lui aussi, joignit l'exemple au précepte en conservant son activité intellectuelle au delà de l'époque où généralement on se prépare à l'éternel repos.

Le docteur Burggraeve est actuellement un des plus vieux médecins contemporains — si le mot « vieux » peut lui être appliqué—comme il le dit lui-même dans le cours de son livre : la vieillesse n'a pas d'âge; et il ne faut pas confondre avec elle la sénilité.

De tous les médecins qui se sont occupés de la longévité — Hufeland, Flourens, entre autres — il est le seul qui en a posé la règle pratique, en disant : Croyez-en mon expérience personnelle : *Experto crede Roberto*. Les moyens qu'il indique, il se les applique à lui-même depuis de longues années, et il s'est préparé ainsi une verte vieillesse, dont Cicéron nous a laissé le tableau *(De Senectute)*, dont Montaigne disait : « qu'il donne appétit de vieillir ».

Nous pensons donc que l'œuvre du docteur Burggraeve, fruit d'une longue expérience, profitera à tous ceux qui voudront la lire et la méditer.

Paris, janvier 1887.

Les Éditeurs.

LA LONGÉVITÉ

PRÉFACE

La médecine a été, dans l'antiquité, une science occulte. On comprend que ceux qui s'en disaient les dépositaires, l'aient fait servir à leurs intérêts. Et aujourd'hui encore, ceux qui s'en prétendent les flambeaux, voudraient la tenir cachée au public.

Or, ces prétendus flambeaux n'éclairant rien, on comprend que le charlatanisme — qui est encore la partie de la médecine pratique la plus rapprochée de l'intelligence du vulgaire—on comprend, disons-nous, que ce mode de vulgarisation s'en soit emparé.

D'où il résulte que la médecine n'a pas de plus grand ennemi que l'ignorance du public en ce qui la concerne.

Molière a eu beau jeu de se moquer de ces prétendus médecins qui couvrent leur ignorance d'explications théoriques auxquelles personne ne comprend rien, à commencer par eux-mêmes. Aussi la médecine, pour être vulgarisée, c'est-à-dire réellement utile, doit être claire et compréhensible.

Avant la dosimétrie, elle ne pouvait l'être, parce qu'au lieu d'agir, elle discourait. Elle faisait le contraire de ce philosophe de l'antiquité, qui pour prouver le mouvement, marchait.

Il ne faut donc pas s'étonner que l'art de guérir soit resté si longtemps stationnaire, ou tout au moins tâtonnant, comme l'aveugle avec son bâton, ainsi que l'a dit un professeur célèbre de l'École de Montpellier (Barthez).

Qu'on ne cherche donc pas dans cet opuscule la haute science; mais une science simple, terre à terre, au point qu'aux yeux de ceux qu'on nomme des « savants », elle n'y existe pas. C'est le plus bel éloge qu'on en puisse faire, puisque Boileau a dit :

> Ce que l'on comprend bien s'énonce clairement
> Et les mots pour le dire arrivent aisément.

En publiant cet opuscule (qui sera peut-être notre dernier, car tout a une fin), nous aurons rendu service au public et aux médecins : au premier, parce que nous lui aurons donné confiance en notre art; aux seconds, parce que nous leur aurons appris à agir au lieu de discuter, là où la discussion est souvent une cause de dissensions ou de haines : « *Invidia medicorum pessima invidia.* »

Ceci dit, nous entrons en matière.

LA
LONGÉVITÉ HUMAINE

PAR

LA MÉDECINE DOSIMÉTRIQUE

I

QU'EST-CE QUE LA MÉDECINE DOSIMÉTRIQUE ?

On pourrait demander avant : Qu'est-ce que la médecine ?

Médecine vient de *medicare* : médicamenter — ce qui n'est pas synonyme de guérir.

Si Molière a fait de son *Malade imaginaire* un de ses chefs-d'œuvre, c'est que de son temps existait la manie de médicamenter. Et on sait que les Purgons et les Fleurants n'ont pas manqué d'exploiter ce côté des faiblesses humaines.

Aujourd'hui encore, les Purgons et les

Fleurants n'ont pas disparu — et il ne manque pas aussi de docteurs Diafoirus pour renchérir sur le tout.

Nous disons que médicamenter n'est pas guérir : à preuve, la secte qui s'est donné bénévolement le nom d'*Allopathie,* qui a pour principe d'agir par les *contraires* — comme la secte des Homœopathes par les *semblables.*

Nous n'entrerons pas dans l'examen de ces deux absurdités : elles disparaîtront — comme toutes les absurdités — devant le flambeau de la raison.

Laissons Allopathes et Homœopathes mourir de leur belle mort ; et que la terre leur soit plus légère qu'à ceux qu'ils ont laissés mourir en leurs mains.

En ajoutant au mot « *Médecine* » le vocable « *dosimétrique* », nous en avons précisé le sens : c'est-à-dire une médecine adéquate au mal et au remède ; tenant également compte du malade — ce que les deux sectes précitées n'avaient pas fait.

Dans son sens absolu, « remède » veut dire « équilibre ». C'est-à-dire rétablir la juste portée des fonctions — comme avec une balance de précision — pour avoir un équilibre stable, ne penchant ni d'un côté, ni de l'autre.

Le corps humain est une mécanique des plus compliquées, dont les divers rouages entretiennent le mouvement sous l'influence d'un moteur unique, qui est la vie — tandis que dans nos machines industrielles c'est la vapeur. Mais entre ces deux moteurs il y a tout un abîme : le premier étant *commandeur* — ce qui lui a fait donner par les anciens physiologistes le nom d'Archée — le second étant purement physique, c'est-à-dire ayant besoin d'être *commandé*.

Quand l'équilibre fonctionnel—c'est-à-dire l'état de santé—vient à être troublé, il y a maladie; et c'est ce trouble que la dosimétrie a pour but de faire cesser, sans donner ce qu'en allopathie on nomme le mal du remède — non que ce mal ne soit quelquefois nécessaire — mais parce qu'on ne s'y est pas pris à temps. C'est ainsi que le *saignare, purgare, clysterium donare* de Molière, trouve encore ses applications, mais il ne fait plus le fond de la médecine.

Voilà donc pour cette question : Qu'est-ce que la médecine dosimétrique ? Nous venons d'en dire les fins : quels sont les moyens ?

II

MOYENS DE LA MÉDECINE DOSIMÉTRIQUE.

Les moyens? Ce sont, dans l'état de maladie, les substances médicamenteuses — comme dans l'état de santé les substances alimentaires.

Mais parce que nos premiers parents se nourrissaient de glands, et que, depuis, Lycurgue a voulu imposer à ses concitoyens le brouet noir de Lacédémone, serait-ce une raison de nous contenter de ce régime grossier? Si, à la rigueur, l'homme robuste peut s'en contenter, il n'en est pas de même des constitutions délicates. Or, l'homme malade est dans ce dernier cas; et vouloir le bourrer de remèdes grossiers, c'est aggraver son mal. C'est cependant ce qu'on fait en allopathie — au point que les praticiens qui ont passé par là, finissent tous par ne plus rien faire, laissant à la nature le soin de dégager la situation, au risque de voir la mort s'emparer de sa proie.

On conviendra que c'est tomber de Charybde en Scylla.

Heureusement que la science est venue mettre un terme à cette triste situation : — d'une part la chimie, en mettant à nu les principes actifs des médicaments — comme la morphine pour l'opium et la quinine pour le quinquina — agissant sous un petit volume et pouvant être donnés à des intervalles rapprochés; et dans toutes les phases de la maladie.

Ce fut une révolution, contre laquelle l'École d'alors s'insurgea; mais il en fut comme de tout progrès, c'est-à-dire qu'on la laissa crier.

Cependant la révolution ne fut pas complète de prime abord : il a fallu que la chimie découvrît de nouveaux principes extractifs : la *digitaline* pour la digitale — l'*atropine* pour la belladone — l'*hyosciamine* pour la jusquiame—la *strychnine*, la *brucine* pour la noix vomique et la fève de Saint-Ignace ; la *vératrine* pour la cévadille—la *scillitine* pour l'oignon de mer — la *cicutine* pour la ciguë. — Nous en passons et d'aussi importants. Tous ces principes constituent ce qu'on a nommé « alcalis végétaux ou alcaloïdes », parce que, comme les alcalis minéraux, ils ont la propriété de former avec les acides des sels : tels que : sulfates, chlorhydrates, etc., — et de se prêter ainsi à la conservation et à la manipulation.

Nous avions les matériaux, mais comment les mettre en œuvre sans danger

pour les malades? Là était la question :
Be or not to be, comme dit le dramaturge
anglais. Or, l'École tenait les alcaloïdes
pour de violents poisons, que la loi sur
l'art de guérir obligea les pharmaciens à
tenir sous clef, avec l'inscription « *Poison* »
et une tête de mort avec des fémurs en
sautoir ! Dans leurs leçons, les professeurs
de matière médicale enseignaient la dose
au delà de laquelle le praticien ne pouvait aller, sous peine d'engager sa responsabilité, non seulement scientifique, mais
civile — car des condamnations à mort
en ont été les suites. — D'ailleurs, si on
connaissait empiriquement l'action de la
quinine dans les fièvres intermittentes —
celle de la morphine contre la douleur —
les autres alcaloïdes découverts successivement, n'avaient pas été étudiés au point
de vue thérapeutique. Ce furent des physiologistes français qui, de nouveau, entrè-
rent dans cette voie du progrès — Magen-

die pour la strychnine — son successeur, Claude Bernard, pour les différents alcaloïdes de l'opium : narcéine, codéine, papavérine, etc. — Mais tous les autres alcaloïdes étaient restés lettre morte — ou plutôt de mort. La preuve, c'est qu'aujourd'hui encore les médecins sortis de l'École contemporaine repoussent avec une sorte de religieuse horreur la strychnine, l'atropine, la cicutine, la vératrine, etc., s'en tenant à leurs composés dont ils ont appris l'usage empirique.

Telle était la situation de la médecine officielle, quand l'idée nous vint d'expérimenter tous les alcaloïdes : mais comment ? à quelles doses ? dans quels cas ?

Comme chirurgien principal d'un grand hôpital, nous avions devant nous un vaste champ d'expérimentation : mais on comprend qu'une grande responsabilité pesait sur nous. Il n'y avait qu'un parti à prendre : expérimenter ces poisons sur nous-même avant de les administrer à nos malades.

Qu'on ne crie pas à l'héroïsme! Nous avions pris nos précautions. Pousser tout d'un coup les alcaloïdes jusqu'à empoisonnement, c'eût été sottise de notre part, sans espoir que nos tentatives seraient reprises après nous. Au lieu d'un progrès, c'eût été consolider l'ancien état de choses que nous voulions détruire.

Nous avons donc procédé progressivement — comme dans les approches d'une place assiégée — en adoptant pour étalon le demi-milligramme ; et en répétant cette dose de dix minutes en dix minutes, nous étions toujours maître de nous arrêter ou de continuer jusqu'à effet toxique — mais non mortel. Nous avons pu déterminer ainsi les effets pharmacodynamiques de chacun des alcaloïdes mis en expérience ; et ce sont ces effets que nous avons consignés dans un petit livre intitulé : *Guide de médecine dosimé-trique.*

C'était beaucoup, mais pas assez; car il fallait en venir à l'application aux malades. C'est ici que notre position de chirurgien en chef de l'hôpital civil et de professeur de clinique externe de l'Université de Gand, nous fut d'un grand secours, car elle nous permit d'agir aux yeux de tous — *coram populo.* Eh bien! croirait-on qu'il y eut des esprits assez mal faits pour prétendre que nous abusions de la crédulité de nos élèves! La calomnie! la calomnie! l'arme des Basiles!

Heureusement que nous pouvions la dédaigner. La voie était ouverte : il ne fallut plus que la suivre.

Lorsque nous crûmes l'expérience assez complète, nous nous sommes mis en route, le bâton de l'apostolat à la main. A notre âge c'était rude; mais la foi qui soulève les montagnes, nous soutenait.

Nous avons exposé dans le *Livre d'or de la médecine dosimétrique* nos pérégrinations à travers l'Europe, allant du midi au nord, de l'est à l'ouest, et partout où nous nous arrêtions faisant des conférences, allant relancer les médecins récalcitrants ou indifférents jusque dans leur *sanctum sanctorum*, convertissant le plus grand nombre, laissant les autres hésitants, sauf à rejoindre ensuite.

Nous ne nous sommes pas contenté de la parole : *verba volant ;* un journal spécial : *Le Répertoire universel de médecine dosimétrique humaine et vétérinaire*, fut créé, tirant jusqu'à 15 et 20,000 exemplaires par mois et distribué *larga manu*, même à ceux qui le jetaient au panier ; des livres de luxe, des manuels populaires furent édités à grands frais et répandus à profusion : bref, nous nous sommes servi du nerf de la guerre, au point

d'encourir le reproche de mercantilisme.
Connaît-on un commerce qui sème ainsi
l'argent sur ses pas? A tout prendre, ce
n'était pas de là que nous pouvions crain-
dre la concurrence. Celle-ci est venue à la
suite du succès. — C'est parce que nous
l'avions prévue, que nous avons fondé à
Paris une maison de commerce, sur laquelle nous avons tenu à avoir la haute
main, tant pour la pureté des ingrédients
de nos médicaments, que pour leur
bonne préparation. Cela n'empêche pas
les commerces interlopes; mais du moins
les médecins et le public ne sont trom-
pés que s'ils le veulent bien.

Voilà en quelques mots l'histoire com-
merciale de la médecine dosimétrique;
et nous n'y eussions pas insisté, si aujourd'hui encore l'envie aux doigts cro-
chus ne cessait de la suivre, espérant en
avoir bonne part.

III

PHYSIOLOGIE DE LA MÉDECINE DOSIMÉ-
TRIQUE.

La médecine dosimétrique est fondée
sur la physiologie, c'est-à-dire l'organisme fonctionnant normalement; elle
n'a donc d'autres lois que celles de la vie.

La maladie en tant qu' « Entité »
n'existe point : il n'y a que des troubles
vitaux. Il est vrai qu'à côté de cette physiologie normale, est venue se placer la
physiologie anormale : de même qu'à
côté de l'anatomie saine il y a l'anatomie
morbide, ou anatomie pathologique.

Disons tout d'abord que cette dernière

est le produit de la négligence ou du peu de soin qu'on a de la santé, et, par conséquent, qu'elle peut être évitée, dans la majorité des cas, par l'hygiène et la thérapeutique.

C'est l'omission de ces moyens préventifs qui a fait dire à feu le docteur Amédée Latour : « La médecine actuelle a dévié de ses voies naturelles ; elle a perdu de vue son noble but, celui de soulager ou de guérir. La thérapeutique est rejetée sur le dernier plan ; sans thérapeutique cependant le médecin n'est plus qu'un inutile naturaliste, passant sa vie à reconnaître, à classer, à dessiner les maladies de l'homme. C'est la thérapeutique qui élève et ennoblit notre art ; par elle seule il a un but ; et j'ajoute que par elle seule cet art peut devenir une science. » *(Union médicale.)*

La médecine dosimétrique agissant par des moyens rapides, sûrs et commodes *(cito, tuto, jucunde)*, est donc préventive ; par conséquent, c'est la seule que l'art puisse invoquer. Il y aura toujours des lésions organiques, parce que tout trouble fonctionnel ne peut être évité, soit à cause de sa violence, soit à cause du temps qui s'est écoulé avant l'intervention du médecin.

Il y a également les troubles cachés, qui ne se manifestent que lorsque déjà le désordre organique s'est fait — comme ces vers rongeurs qui attaquent l'arbre jusqu'au cœur. — Ce sont là des possibilités impossibles à prévoir ; mais même quand la lésion matérielle existe — comme dans la phtisie pulmonaire par exemple — la médecine dosimétrique sagement appliquée, peut encore enrayer la marche du mal et donner ainsi à la nature le temps de guérir le malade. Les cas de guérison de tuberculoses sont assez nombreux pour qu'il ne faille plus désespérer du salut des malades qui en sont atteints. Mais on comprend que cela ne peut se faire que par une thérapeutique énergique; par conséquent, par la dosimétrie poussée jusqu'à effet décisif : ni en deçà, ni au delà.

Grâce à cette méthode, le mal est attaqué jusque dans ses racines, sans porter préjudice aux malades, conformément au précepte d'Hippocrate : *Primo non nocere*.

IV

DE LA FIÈVRE.

La fièvre ! voilà l'ennemi !

La question de l'essentialité de la fièvre est une de celles qui ont le plus divisé les médecins. A la vivacité des débats, on a pu voir qu'il s'agissait d'une question de vie ou de mort. « *Be or not to be.* »

Après la tentative échouée de Hahnemann : celle de réduire les phénomènes morbides—ainsi que les médicaments— à leur dynamicité, les organiciens se sont emparés de la place en proclamant le principe : qu'il n'y a pas de fièvre sans lésion matérielle (1). Et la déité, à laquelle les anciens avaient élevé des autels : *Febris diva,* a été obligée de rentrer dans le cortège — souvent banal — des symptômes morbides.

On n'a donc plus fait que ce que feu le docteur Amédée Latour nommait une « inutile histoire naturelle ». Le mot « inutile » serait juste, s'il ne s'agissait de la vie : rien, au contraire, n'a été plus nuisible que l'expectation dans laquelle les médecins nihilistes se sont renfermés. *Nihilisme* veut dire : manque de fins et non de moyens, car jamais, au contraire, l'art n'a été plus riche en ressources pharmaceutiques. Malheureusement, ces ressources n'existaient que pour mémoire, et le *sous-clef* d'ordonnance leur servait de prison et de tombeau, car, faute d'être employés, ces prétendus poisons

---

(1) Il n'y a pas de feu sans aliment ; mais est-ce à dire que c'est ceci qui produit cela ?

se gâtaient — nous avons nommé les alcaloïdes.

A quoi ont tenu ces non-prescriptions? D'abord à la crainte que ces agents médicamenteux inspiraient aux praticiens. On leur avait tant répété—sur tous les tons — que c'étaient d'affreux poisons, qu'ils n'osaient prescrire certains d'entre eux, tels que la strychnine, l'aconitine, l'atropine, etc., de peur que leurs malades fussent foudroyés. Dans les matières médicales il n'était question que de la toxicité de ces médicaments. Et il ne pouvait en être autrement, les expériences ayant été faites sur des animaux dans l'état physiologique.

Pour démontrer que la digitaline ralentit les mouvements du cœur, on allait jusqu'à les suspendre — comme dans les vivisections, c'est-à-dire qu'on tuait ces pauvres bêtes : — *In anima vili !*

Cependant qui peut le plus, peut le

moins ; c'est-à-dire que les alcaloïdes, à côté de leur action toxique, ont une action physiologique.

Nous ne parlons pas de leur action *similaire (similia similibus)*; car Hahnemann s'étant servi primitivement de médicaments réels, tangibles, était tombé en plein dans l'allopathie. Depuis, il a voulu éviter cette confusion en faisant de ses remèdes des mythes — c'est-à-dire en s'adressant à l'imagination ou à la foi aveugle des malades. Il fallait croire à la présence réelle, sous peine de rester dans la catégorie des réprouvés.

Ainsi procèdent toutes les religions établies en dehors de la raison.

La pharmacodynamie ne pouvait donc s'asseoir que sur l'expérimentation clinique, puisque c'est la seule qui présente une base certaine : les malades.

Pour savoir comment un médicament guérit un malade, il faut qu'il y ait maladie, c'est-à-dire trouble fonctionnel.

Et ici encore on voit la préexistence de la fièvre à la lésion matérielle, car celle-ci peut parfaitement exister en dehors de celle-là. La chirurgie nous en offre chaque jour des exemples.

—

Qu'est-ce donc que la fièvre? Ou plutôt quand existe-t-elle? car en médecine il est difficile d'aller au fond des choses :

Felix qui rerum poterit cognoscere causas.

Il y a fièvre quand il y a une surélévation de la chaleur et du pouls, incompatible avec la santé—comme une machine surmenée.

Et ici on a confondu la fièvre avec la cause qui la détermine. Voici comment

Broussais avait caractérisé ce mouvement morbide : « La fièvre n'est, en réalité, qu'un phénomène symptomatique, ou le résultat d'une douleur qui, partant de l'estomac, est transmise au cœur et à tout l'appareil des capillaires sanguins par l'arbre nerveux, dont quelques branches font partie de l'organe souffrant. » (*Examen des doctrines.*)

Mais combien de fois n'arrive-t-il pas qu'il y a fièvre — et même fièvre fort intense — sans douleur ?

Toutes les fièvres miasmatiques ne sont-elles pas dans ce cas ? Et n'observe-t-on pas, par contre, une grande dépression de la vitalité, au point que le malade est comme une masse inerte ? Le malheur a été que Broussais a voulu accommoder ses traitements à son système physiologique : par les sangsues et la diète. Le mucilage de gomme arabique lui paraissait indigeste. — Et il l'est en effet, à cause de l'affadissement de l'estomac qu'il occasionne.

La douleur qui accompagne la fièvre est plutôt un malaise général. Broussais invoquait le système nerveux; mais la sensibilité morbide n'est nulle part plus grande que dans les tissus où l'anatomie ne fait découvrir aucun nerf. La cellule organique n'a-t-elle pas sa sensibilité primordiale?

Et puis, la douleur n'est pas de la sthénie, c'est-à-dire un signe de force. A ce compte la femme faible qui gémit à la moindre piqûre d'épingle serait plus forte que l'homme qui surmonte par sa force morale les douleurs les plus atroces.

La fièvre est une surexcitation vitale, qui a — si on veut — les nerfs pour conducteurs, mais non pour cause. Le cerveau est l'agent de la pensée, mais non le facteur.

Cette métaphysique doit être bien

comprise pour se dégager des liens de l'organicisme, qui est le pire des esclavages, parce qu'il subordonne la vie à la mort. Le médecin qui s'y livre n'est plus maître de soi; il est le préposé de la maladie, dont il se croit obligé de suivre toutes les phases, favorables ou fatales.

Ne voit-on pas, en effet, les médecins *cyclistes* suivre les septénaires de la fièvre typhoïde, alors qu'ils pourraient l'arrêter par les moyens que la nature et l'art leur indiquent?

Qu'est-ce au fond qu'un médecin expectant? Une sentinelle qui ne garde rien, puisque la plupart du temps son malade lui échappe et que la mort le nargue de loin.

La seule distinction pratique qu'on peut faire entre les fièvres, c'est celle des fièvres qui attaquent la vitalité, et des fièvres qui laissent cette vitalité intacte

ou, comme disaient les anciens, les fièvres
de *mauvaise* et de *bonne* nature.

Quand nous disons qu'il y a des fièvres
qui laissent la vitalité intacte, cela ne
veut nullement dire qu'elles en augmentent la somme. Celle-ci est, au contraire,
toujours diminuée, comme dans toute
dépense que ne compense pas la recette.

Toute fièvre amène de l'asthénie,
c'est-à-dire de la faiblesse : c'est là ce que
le médecin doit prévoir en ménageant
les forces du malade et non en les lui en-
levant.

Qu'a obtenu Broussais par ses conti-
nuelles émissions sanguines? Une irritabilité plus grande des individus, qui a
rejailli sur la génération entière.

Sortons donc de cette ornière fatale.
Ne faisons pas à la maladie l'honneur de
l'autopsie — ou du moins que ce ne soit
que dans la stricte mesure que nous im-
pose la négligence des malades.

Que le praticien le comprenne bien, car tout son intérêt est là : au lieu d'abandonner la fièvre à elle-même, il doit la diriger — comme un bon écuyer sa monture, au lieu de la laisser aller à ses emportements.

Quel triste spectacle ne donne pas le médecin expectant? De quel découragement ne doit-il pas être lui-même saisi? Comment pourrait-il ne pas maudire son rôle stérile? Il croit ne pas nuire à son malade en ne faisant rien : *primo non nocere;* mais c'est justement ce rien-faire qui tue le patient.

Un chirurgien fait-il son devoir en ne pratiquant pas une opération indispensable? Selon les esprits aveugles ou mal-intentionnés, il risque sa réputation en la faisant. Mais l'intérêt de l'humanité ne va-t-il pas avant tout?

Qu'il ne perde pas courage; la victoire reste au plus intrépide : c'est-à-dire à celui qui sait comprendre son devoir.

On ne saurait assez s'élever contre cet égoïsme qui subordonne tout — même la vie de ses semblables — à l'intérêt personnel; à plus forte raison contre cette froideur de cœur qui empêche de faire usage d'engins de sauvetage parce qu'on ne les a pas expérimentés.

Raisonne-t-on devant le danger? Et même s'il y va de sa vie, ne faut-il pas en faire le sacrifice? Le médecin n'est-il pas le soldat de l'humanité — comme le militaire le soldat du pays?

Mais qu'il se rassure (le médecin) : les armes que la dosimétrie met dans ses mains ne présentent — quoi qu'on en ait dit — aucun danger : il y en a, au contraire — et un fort grand — dans les drogues de l'allopathie.

Pour notre part, nous n'oserions prendre — et à plus forte raison administrer à nos malades — une infusion de digitale, de belladone, de jusquiame ; tandis que nous prenons et donnons chaque jour, en toute sécurité, la digitaline, l'atropine, l'hyosciamine. La raison? C'est que nous savons ce que nous prenons ou donnons, et combien ; tandis qu'avec le médicament en substance il y a toujours incertitude sur ce point.

Encore une fois : les médecins doivent être pour leurs malades et laisser là ces velléités d'amour-propre : à ne vouloir pas faire comme son voisin — à moins que ce soit pour le supplanter — car ces médecins si réfractaires à la dosimétrie, sont à la piste de la moindre panacée. Chaque semaine, chaque mois, ils consultent leur journal pour voir s'il y a quelque chose de *neuf*. Tout médicament qu'on peut donner à l'aveuglette leur est bon. Ils ne demandent qu'une chose : si le maître l'a dit et si le remède nouveau a l'assentiment de l'École.

Voyez le bromure de potassium ; et, tout récemment, l'acide salicylique et ses sels !

La seule manière de faire de la médecine utile, c'est raisonnablement, et non empiriquement, en aveugle. Ainsi le bromure de potassium — que nous venons de citer — détend les nerfs ; mais cette détente doit-elle aller jusqu'à la suppression de leur action ? Qu'aura-t-on gagné si d'un épileptique on a fait un gâteux ?

Et puis, n'y a-t-il pas l'épilepsie *sine materia,* c'est-à-dire purement nerveuse, qui demande, au contraire, qu'on tende le système nerveux, pour qu'il résiste aux excitations du dehors et du dedans ?

Que veut-on ou que peut-on reprocher à la dosimétrie ? Sont-ce ses moyens ? Mais ce sont ceux-là mêmes que la science indique. Est-ce sa méthode ? Mais elle ne fait que suivre les lois de la nature.

Pense-t-on que si Hippocrate revenait ici-bas, il ne l'accepterait pas des deux mains? Mais d'une question d'humanité et de science on voudrait faire une question de boutique. Si nous conservions le fonds à ces adversaires si pointilleux, il est probable qu'ils viendraient à nous.

Mais ce fonds qu'en ferions-nous? A quoi bon ces drogues, ces herbes, ces racines qui sont là à moisir dans l'arrière-boutique de leur officine? Celles qui sont exposées à la montre, ne valent guère mieux, car l'air et la lumière les décomposent. Pourquoi la pharmacie ne suivrait-elle pas le progrès — comme en tout commerce? — En sommes-nous encore réduits aux glands dont se nourrissaient nos ancêtres? Pourquoi alors vouloir condamner vos malades à prendre des médicaments grossiers qui leur donnent plus d'indigestion que de digestion? Pourquoi ne pas suivre la voie que la

découverte de la quinine a ouverte — et
où celle de la morphine l'avait précédée?
Pourquoi ces peurs simulées ou réelles
de l'atropine, de la strychnine et de tant
d'autres alcaloïdes, qui sont de véritables
armes de précision?

Que le médecin s'éclaire par l'expérimentation, rien de plus juste. Mais ces
expériences il peut les faire sans le
moindre danger... dosimétriquement, et
au besoin sur lui-même, puisqu'il peut
s'arrêter au premier effet toxique.

C'est là ce que nous faisons depuis
plus de vingt ans sur notre propre
individu, sans avoir l'air d'un empoi-
sonné ou d'un déterré.

Nous avons introduit un système de
longévité qui restera, parce qu'il est basé
sur une expérience journalière. Eh bien!
nos confrères gagneront en considération
quand on les saura dispensateurs de la
santé, au lieu de la gaspiller.

Mais revenons à nos moutons.

—

Nous disons que la fièvre est l'ennemi, auquel il ne faut accorder ni trêve ni cesse : il faut la débusquer pour l'empêcher de se retrancher — car ses retranchements ce sont les lésions organiques, où elle sait bien — la perfide ! — que le médecin ne saurait l'atteindre.

Qu'on ne dise point — ou plutôt qu'on ne dise plus — que la jugulation d'une fièvre rémittente ou typhoïde est impossible : toute fièvre prend inévitablement ce type quand on la laisse faire. Par conséquent, toute fièvre, au début, doit être coupée. Et on le peut quand on sait faire emploi des alcaloïdes précités.

Toute fièvre est une dépense de force vitale : il faut donc également — dès le début — recourir à la strychnine, qui est l'incitant vital par excellence.

Dans les maladies chroniques et organiques, il faut calmer la souffrance du malade, tout en soutenant ses forces, car on ne calme que par là; souffrir est synonyme de s'affaiblir. — Voilà pourquoi la strychnine et la morphine sont deux dons de Dieu. Nous ne connaissons aucun mal auquel ces deux alcaloïdes n'apportent, sinon la guérison, du moins le soulagement. La morphine prise seule, morphinise, c'est-à-dire hébète; donnée conjointement avec la strychnine, elle relève le corps et l'esprit. *Sursum corda!*

Beaucoup de maladies sont dans le sang avant d'être dans les tissus; et ce n'est pas sans motif sérieux que le vénérable Hufeland a dit, sous forme de *credo:* « Oui! je crois ce que nous enseigne l'Écriture : que la vie de l'homme est dans son sang; que le sang est la source d'où émane tout ce qui vit, le siège de la fibre plastique et créatrice, dont l'action ne demeure pas un seul instant suspendue dans l'économie vivante... Sans le sang point de vie des nerfs ni du cerveau — quoique les nerfs et le cerveau soient indispensables à la vie du cœur et du sang. »

Le sang, c'est la chair en puissance *(caro potens)* de Moïse. Mais il n'est rien sans la vie. C'est donc encore à cette dernière qu'il faut s'adresser chaque fois qu'on veut avoir une resanguification. Peut-on, en donnant du fer à un chloro-anémique, revivifier son sang? Tout au plus on l'alourdit. Mais au fer ajoutez la strychnine, et presque aussitôt on verra les vives couleurs de la santé apparaître.

Le médecin ne pouvant rien en dehors de la vie, c'est à la strychnine qu'il doit emprunter ses moyens d'action. Ce doit être, en un mot, son cheval de bataille.

Toute maladie — quelle que soit sa

source — est une asthénie (faiblesse) et non une sthénie (force). Il faut augmenter le capital vital et non le dépenser en prodigue imprévoyant. La diète est rarement indiquée — car ce n'est pas guérir la maladie, que la réduire par famine. La médecine ne doit pas ressembler à nos guerres stupidement meurtrières : c'est un conflit où le médecin se prend bravement corps à corps avec son ennemi, le terrasse et l'écrase — comme la Mère divine le serpent. Cette image n'a rien d'exagéré, ni de présomptueux. Quelle délégation plus divine ici-bas que cet art auquel, dans les temps anciens, on a donné une origine céleste? Gardons ce dépôt sacré et ne le ravalons pas à de mesquines considérations de métier. Soyons de l'humanité! — car auquel s'applique mieux, qu'au médecin, cette belle sentence de Térence : *Homo sum et nihil humani a me alienum puto.* Le médecin est homme, et rien de ce qui intéresse l'humanité ne doit lui être indifférent.

Oui ! s'il y a quelqu'un qui doit avoir soif de progrès, c'est bien le médecin ! Son art lui était devenu insupportable, tant il y voyait d'incertitudes et de déconvenues ! Et pour comble de misère, l'homœopathie, avec ses mythes, était venue comme pour le narguer. Il ne savait plus de quel côté tourner, quand tout à coup lui a apparu comme une lueur d'espoir ! Cette lueur s'est approchée et est devenue pour lui une clarté, c'est-à-dire une réalité ! Plus de danger ! Il s'avance comme sur une mer inconnue, la sonde à la main ; et il ne risque plus de devoir se dire : « J'en ai trop mis ! »

Tenez ! Molière a eu tort de rire avec des choses aussi formidables. — Mais on sait que Molière n'avait aucune foi en la médecine, parce qu'il avait vu de près les simagrées des médecins de son époque.

Aujourd'hui il ne ferait plus de même avec la dosimétrie.

Le scepticisme médical est le pire des maux, parce qu'il les engendre tous. C'est le scepticisme qui laisse faire à la fièvre sa lugubre besogne — que complète le fossoyeur! — C'est le scepticisme qui, il y a quelques jours à peine, prétendait que contre l'angine couenneuse il n'y a pas de spécifique, alors que les effets triomphants du sulfure de calcium ont été constatés des centaines de fois, et met le nom du docteur Fontaine (de Bar-sur-Seine), à côté de celui de Jenner. — C'est le scepticisme qui dit qu'une fièvre typhoïde doit suivre fatalement ses septénaires et que l'en empêcher c'est aller contre le vœu de la nature. — C'est le scepticisme qui veut qu'on fasse de l'expectation en face d'un ennemi constamment en action. — C'est le scepticisme qui se retranche derrière le numérisme — comme si les résultats négatifs qu'il invoque n'étaient sa condamnation formelle.

Arrière donc cette lâcheté qui consiste à observer l'ennemi de loin! Certes, un général en chef ne doit pas se jeter au fort de la mêlée; il doit se placer de manière à embrasser le champ de bataille d'un coup d'œil. Mais dès qu'un corps est en péril, il doit y envoyer du renfort.

Ainsi doit faire également le médecin, sur cet échiquier où se joue la vie ou la mort de ses malades: attentif à la moindre poussée de la maladie, pour l'abattre, comme on fait d'un ennemi trop avancé.

On trouvera peut-être cette manière de nous exprimer trop absolue : eh bien! dans notre service de chirurgie à l'hôpital civil de Gand, depuis que nous y avions introduit l'usage des médicaments dosimétriques, la mortalité était devenue nulle — ou à peu près.

Que répondre à ce fait? — Qu'il est

brutal? Ah! que n'a-t-on souvent à citer de semblables brutalités; l'humanité y gagnerait en conservation, et l'art en considération. Mais on est retenu par la pusillanimité : l'École ne s'est pas encore prononcée sur la méthode dosimétrique. Mais ne sommes-nous pas aussi de l'École? Ne sommes-nous pas, en ce moment, un des plus vieux serviteurs de l'enseignement? Pourquoi notre voix aurait-elle moins d'autorité que celle de telle ou telle autorité du lendemain? N'avons-nous pas jeté dans la balance où se pèse l'existence de nos semblables, un demi-siècle de travaux et de luttes?

Qu'on ne croie pas qu'à parler ainsi il y a présomption de notre part : nous ne faisons que nous défendre contre des adversaires qui n'osent se montrer à visage découvert et assez immoraux pour contester aux autres la loyauté qu'ils n'ont pas eux-mêmes.

Quand nous avons mis en avant le grand principe de la dosimétrie, c'est-à-dire la jugulation des maladies aiguës, nous avons dit aux praticiens : « Essayez et vous verrez! » Les praticiens consciencieux ont répondu à notre appel : qu'en est-il résulté? C'est qu'ils n'ont presque plus de morts et presque plus de maladies organiques. Cela dit tout.

V

DE LA CHALEUR MORBIDE.

Chez l'homme sain la moyenne de la
température du corps est de 37° c. et une
fraction; mais cette température varie
d'après les diverses circonstances physiologiques, physiques et chimiques où
il se trouve. Elle varie également d'après
la profondeur où sont placés les organes:
ainsi, dans le rectum, dans le vagin,
la chaleur est plus élevée de quelques
dixièmes de degré que dans les parties
superficielles.

Les expériences sur les animaux font
voir que la chaleur est moins grande

dans le ventricule gauche du cœur que dans le ventricule droit, à cause du rafraîchissement que le sang subit dans son passage à travers les poumons.

Le sang qui vient de la veine cave inférieure est également plus chaud que celui de la veine cave supérieure.

Le sang, au moment où s'accomplissent les grandes fonctions, telles que la digestion, est plus chaud que dans la période de repos. En surexcitant les organes, la chaleur augmente en proposition. — Les passions vives — telle que la colère — élèvent la chaleur animale, tandis que les passions déprimantes — comme la frayeur — la font descendre.

Les agents miasmatiques dépriment également la chaleur du corps, mais la réaction qui est en raison directe de cet abaissement, fait monter cette chaleur au plus haut degré de l'échelle thermométrique : 40, 41, 42° c.

De ces faits, tirons déjà les conséquences :

1° Que l'abdomen est la source la plus
fréquente de la fièvre. La poitrine vient
en deuxième ligne; puis la tête;.

2° Que si la fièvre consiste dans une
élévation de la chaleur animale, cette
élévation est subordonnée aux conditions
vitales de l'organisme.

Or, la vitalité tend à entretenir une
chaleur constante de 37° c. et chaque fois
qu'il y a augmentation de cette chaleur,
il y a perte de vitalité, c'est-à-dire asthénie.

Nous insistons particulièrement sur ce
point, parce qu'il nous permet déjà d'en-
trevoir quel devra être le traitement de
la fièvre : c'est-à-dire relever la vitalité,
et non l'abaisser.

Nous sommes ainsi loin de l'École
physiologique, qui prétendait toujours
saigner. Il est vrai que la saignée locale

diminue la chaleur dans la partie enflammée ; mais si l'irritation n'est pas enlevée du coup, la réaction n'en est que plus vive. Et si on continue à faire couler le sang, on déprime la vitalité au point de faire naître un état adynamique ou typhique.

La réaction qui a lieu à la suite des dépressions de la vitalité, n'est jamais franche, c'est-à-dire qu'elle oscille : ainsi quand la fièvre s'est maintenue pendant quelque temps au summum (40, 41, 42° c.), il survient une brusque dépression thermométrique, qui peut aller jusqu'au-dessous de la moyenne physiologique (36°, 35°), — cela dépend de la cause morbide et du degré de résistance individuelle.

D'où la conclusion pratique : qu'il ne faut pas débiliter l'organisme, quelle que soit sa force apparente, et que les saignées, soit générales, soit locales, ne font que parer à la mécanique de la maladie.

Nous supposerons un effort musculaire, ou une entorse : on applique des ventouses scarifiées, puis on fait une compression méthodique du membre malade — et tout est fait. Il ne s'agit plus alors que de laisser la partie en repos pendant quelque temps pour que la guérison soit complète.

Ce traitement est applicable jusqu'à un certain point aux affections internes : ainsi dans la pleuropneumonie survenant brusquement chez un individu en état de parfaite santé, par suite d'une cause locale — le froid, une contusion, etc. — on fait une saignée générale, — si l'oppression l'exige — on applique des sangsues ou des ventouses scarifiées — quelquefois un rubéfiant, et on immobilise le thorax au moyen d'un appareil ouaté. Il est rare que la pleuropneumonie ne soit enlevée comme avec la main.

Mais si la maladie est de nature miasmatique ou due à des causes déprimantes, la saignée ne fera qu'augmenter la faiblesse générale et par suite l'engouement des poumons. — En vain continue-t-on la saignée (comme le faisait un médecin célèbre, Bouillaud), la gêne de la respiration va en augmentant et arrive ainsi au degré de la lipothymie.

Déjà, en 1818, Laënnec décrivait la pneumonie épidémique, et faisait remarquer que cette affection pouvait être occasionnée par des miasmes suspendus dans l'air, pénétrant avec lui dans la circulation et attaquant de préférence les poumons.

En 1826, nous avons assisté à une épidémie de fièvre larvée, s'attaquant indistinctement à tous les organes et dont la quinine seule avait raison.

Ces considérations étiologiques sont

très importantes au point de vue du traitement, et on comprend ainsi que le médecin ait la vie ou la mort de son malade dans ses mains.

Une célébrité médicale italienne, Rasori, dans ces cas donnait le tartre émétique à haute dose, comme contro-stimulant ; mais le résultat était le même, c'est-à-dire l'affaiblissement de l'organisme et le passage de la maladie de l'état aigu à l'état chronique — à la grande joie des organiciens... et des pharmaciens.

Pourquoi faut-il qu'il y ait des gens qui vivent des misères d'autrui ?

Il faut donc recourir aux agents vitaux : c'est-à-dire qui ramènent la chaleur animale à la moyenne physiologique, sans perte matérielle pour l'organisme — par conséquent par les médicaments dosimétriques.

Parmi ces médicaments il faut toujours placer en première ligne la strychnine et ses sels (sulfate, arséniate), parce qu'ils ont pour effet de relever et de soutenir la vitalité, en augmentant le ton des tissus.

—————

VI

DES VARIATIONS DE LA TEMPÉRATURE ANIMALE DANS LE COURS DE LA FIÈVRE ET DES INFLAMMATIONS.

Ordinairement cette température — qui dans l'état normal est de 37° c. — présente une exacerbation d'un 5e de degré vers le soir. C'est l'augmentation que subit la chaleur du corps dans l'état normal à la chute du jour. Ainsi admettons que la température du malade le matin soit de 39° c. — le soir elle sera de 39°,5. Il faut donc mettre cette augmentation sur le compte de l'exacerbation vespérale.

Voilà pour le type rémittent de la

fièvre ; il suppose donc un état ascendant
ou, comme disent les médecins, d'aug-
ment. Mais si la variation vespérale dépasse d'un degré centigrade, c'est-à-dire
40° c., c'est un signe qu'il y a une grande
dépression vitale, et par conséquent qu'il
faut soutenir les forces par la strychnine
et les stimulants hygiéniques — vin,
punch, donné par petites gorgées ou cuil-
lerées à café.

Généralement au début des fièvres et
des inflammations, les sécrétions sont
suspendues à cause du spasme des
petites filières par lesquelles ont lieu ces
élaborations ; les matériaux excrémen-
titiels se trouvent ainsi retenus dans le
sang : de là des états pathologiques généraux qui — comme l'urémie, l'ammo-
némie — viennent compliquer ces mouvements morbides. La peau reste sèche,
mordicante, comme un terrain aride. De
là la prostration physique et morale, la

somnolence, le coma, les troubles cérébraux, l'affaiblissement musculaire, la
dyspnée, les vomissements, et tous les
accidents enfin de l'intoxication de l'économie. C'est qu'en effet, les principes
azotés sont retenus dans le sang, ainsi
que les chlorures. La première indication
est donc de rafraîchir le sang au moyen
de sels neutres, notamment le sulfate de
magnésie, qui a pour effet de déterminer
une abondante sudation intestinale, en
attendant que la diaphorèse et la diurèse
soient rétablies. On provoquera cette
dernière par la digitaline et la colchicine,
en y ajoutant l'aconitine afin de calmer
la circulation, et la strychnine pour parer
à la paralysie des vaisseaux.

On voit par là que la dosimétrie est
une méthode physiologique, tandis que
l'allopathie, agissant par les contraires,
est antiphysiologique.

Ceci dit, nous allons aborder l'étude

des fièvres en particulier, en assignant à chacune d'elles sa nature et son traitement.

On comprend que cette étude est nécessaire, surtout au point de vue préventif. Nous ajouterons au point de vue des grands voyages. Ne voyons-nous pas les explorateurs et les administrateurs envoyés au delà des mers être victime de leur ignorance de l'hygiène thérapeutique (1)?

(1) Tout récemment, un savant distingué — Paul Bert — a été emporté par la fièvre du Tonquin. Cela ne serait peut-être pas arrivé s'il avait suivi nos conseils.

D^r B.

VII

DES FIÈVRES ZYMOTIQUES OU MIASMA-
TIQUES.

Aujourd'hui la science est parvenue à
s'entendre sur le mot « miasme ». Elle
nous a fait voir que ce ne sont pas les
principes chimiques viciant l'air, l'eau et
le sol, ainsi qu'on le croyait généralement, mais des corpuscules vivants auxquels on a donné le nom de microbes, à
cause de leur petit volume. Ces corpuscules naissent, se reproduisent et meurent,
selon la belle définition de Linné.

Naissent ? Les savants sont divisés sur
ce point ; ces infiniment petits, ces

monades, comme disaient les anciens, se développent-ils spontanément, ou sont-ce des germes primordiaux qui attendent pour se développer le milieu favorable? La solution de cette question importe assez peu : il suffit que ces germes existent. Or, sur ce point il n'y a pas de doute.

Il y a plus de cinquante ans que le professeur américain Salisbury, étudiant les vapeurs qui se dégagent des marais au pied des montagnes Alleghany, y découvrit de petits corpuscules ayant leurs mouvements propres. Étudiant ensuite les déjections d'individus atteints de la fièvre de ces marais, il y constata des corpuscules analogues. Poussant alors plus loin ses recherches, il fit remplir des caisses de fer-blanc de la terre de ces marais, les souda hermétiquement et les fit transporter dans la montagne à une hauteur où la fièvre paludéenne ne règne pas. Ces caisses furent placées dans une chambre où il fit coucher deux individus sains, et dont toutes les ouvertures et fissures furent hermétiquement bouchées, de manière à n'avoir plus aucune communication avec l'air du dehors. Le lendemain ces individus avaient la fièvre de marais, et leurs déjections contenaient les mêmes corpuscules que ceux des vapeurs précédemment analysées.

Le problème était donc résolu : les miasmes ce sont les « microbes ». Mais quel est leur rôle dans la production de la fièvre? Il faut admettre que, à l'instar des champignons vénéneux, ils infectent l'économie et produisent une dépression nerveuse, dont le premier effet est le frisson initial de la fièvre. Sous l'empire de cette dépression, le sang reste concentré dans la profondeur des tissus, les échauffe outre mesure, pour déterminer ensuite une réaction générale ou sorte de fermentation, dans laquelle toutes les sécrétions et les exhalations sont suspendues —période de chaleur— réaction qui, si elle est assez forte, détermine une détente ou période de sueur.

Voilà donc les trois stades de la fièvre miasmatique. Or, nous allons les retrouver dans toutes les fièvres provenant de l'air, du sol ou des eaux, ainsi que l'avait déjà établi Hippocrate : *De ære, locis et aquis.*

On comprend qu'indépendamment de la réaction générale, il doit y avoir des réactions particulières qui constituent les symptômes secondaires des fièvres : tels que : le délire, les convulsions, du côté des centres nerveux; des oppressions, des palpitations, du côté du cœur et des poumons; des vomissements, des coliques, des déjections, du côté de l'estomac et des intestins; des néphropathies ou douleurs de reins, avec suppression de la sécrétion; des plénopathies ou points de côté; des hépatopathies ou douleurs du foie avec troubles biliaires, etc. D'où il résulte que la fièvre est à la fois un trouble général et un trouble local, que l'art du médecin doit chercher à calmer : ce qui rend quelquefois la médication très complexe. On comprend qu'il ne saurait y avoir un traitement unique : qui par les purgatifs; qui par les vomitifs; qui par les saignées; qui par les diurétiques; mais que chacun de ces moyens doit avoir son application raisonnée, si elle veut être méthodique.

Or, c'est là ce que fait la dosimétrie, ainsi qu'on a déjà pu le voir plus haut.

Voilà la donnée générale. Venons-en aux cas particuliers.

1° FIÈVRES ALGIDES.

Parmi ces fièvres, nous trouvons les fièvres palustres.

Elles sont caractérisées par un frisson óu froid très intense, pouvant aller jusqu'à la mort de l'individu atteint, — et dont la réaction n'est jamais franche.

Ces fièvres procèdent par accès, qui souvent se confondent en un accès unique, tellement ils sont rapprochés.

Elles sont endémiques ou épidémiques; c'est-à-dire que, nées dans un pays, elles se répandent dans les pays voisins, ou même très éloignés, respectant les localités intermédiaires. C'est le cas des fièvres pernicieuses de nos contrées et du choléra asiatique : les premières se développent dans nos climats froids et brumeux ; le second sous le soleil brûlant de l'Inde orientale.

On comprend que la force d'expansion de ces émanations doit varier d'après les circonstances atmosphériques.

En 1826, nous avons assisté à une épidémie de fièvre pernicieuse palustre, venant des environs de Groeningue et s'étant propagée le long de la lisière nord-est de la Hollande jusqu'en Belgique, où elle fit de grands ravages. Les individus en étaient frappés inopinément : c'est-à-dire qu'au milieu de la santé la plus parfaite, ils étaient pris de frisson, suivi de chaleur ardente, avec délire, oppression, vomissements, déjections albuminoïdes, et si on ne donnait la quinine à temps, après le lavage du tube intestinal par les neutres (ainsi qu'il a été dit plus haut), ils mouraient à un deuxième ou un troisième accès.

C'était encore au fort du système de

Broussais, aussi on peut dire qu'il fit de nombreuses victimes.

Il en a été de même du choléra indien — qui, lui aussi, est une fièvre algide à accès rapprochés ou se confondant; de sorte que c'est quand on croit le malade sauvé, qu'il meurt dans un nouvel accès, qu'on n'avait pas prévu.

Voilà d'où sont provenus tous les tâtonnements dans le traitement de ce terrible fléau. On a fait comme l'aveugle qui frappe autour de lui avec son bâton au risque d'attraper les passants.

Dans les déjections des cholériques, on a constaté des microbes; et on sait quel bruit on en a fait : à commencer par le docteur Koch, de Berlin, avec ses bacilles en virgule.

Dès lors, on n'a plus eu en vue que cet ennemi insidieux, et on a fait comme l'ours avec l'amateur des jardins, c'est-à-dire qu'on a écrasé l'homme pour avoir raison de la bête. En effet, on a eu recours aux moyens les plus incendiaires, tels que : les essences concentrées, l'ammoniaque, le sublimé corrosif, le cuivre, l'arsenic. Ceux qui ne moururent pas de la maladie ou qui avaient l'espoir d'y échapper, sont morts des remèdes qu'on leur avait administrés.

C'est que dans le choléra le corps est glacé à la surface, tandis qu'il brûle en dedans. Ainsi, le thermomètre introduit dans le rectum, marque 40° c., tandis qu'à la surface de la peau il est à 0° — c'est-à-dire un froid cadavérique. Cette température intérieure se maintient pendant des heures après la mort — ou du moins la mort apparente — et on a vu les chercheurs de microbes ouvrir des corps où il y avait encore présomption de vie. — On ne saurait pousser plus loin le fanatisme de la science... microbique.

Eh bien, il en est des microbes du

choléra comme des microbes des fièvres pernicieuses palustres : sont-ils cause? sont-ils effet de la maladie? voilà la question qui n'a pas été résolue jusqu'ici.

Parce que le choléra est une maladie à microbes, on a cru qu'on pourrait s'en rendre indemne par la vaccination. Les vaccinations du docteur espagnol Feran ont fait trop de bruit pour en parler longuement ici. C'était l'histoire de l'âne de la fable : on a crié de toutes parts : Haro sur le baudet! Et cependant le docteur Feran n'a fait que suivre la voie ouverte par Jenner pour la variole, et Pasteur pour la rage. Mieux eût valu — au lieu de crier — examiner. Mais les fanatiques sont de tous les temps ; et ce sont ceux qui auraient besoin du plus de tolérance qui se montrent les plus intolérants.

Le choléra est-il une maladie infectieuse ou contagieuse? A voir la manière dont il se propage, l'un et l'autre qualificatif peut lui être attribué. Il est infectieux, puisqu'il infecte le milieu où il se répand; il est contagieux, puisqu'il se transmet par contact immédiat. Mais comment se fait la transmission? Probablement comme se transmet la gale, dont l'acare pénètre par la moindre gerçure de la peau; et une fois arrivé sous l'épiderme, s'y loge et s'y multiplie.

Il faut donc prendre ses mesures contre le choléra comme contre tout agent d'infection ou de contagion. Les anticontagionistes arguent contre l'établissement des quarantaines — il est vrai que de la manière dont celles-ci ont été établies, elles sont plutôt nuisibles qu'utiles. Ce qu'il faut inspirer aux populations, c'est la confiance dans les moyens médicaux, c'est-à-dire préventifs, car le choléra une fois déclaré, c'est l'inconnu.

Pourquoi le fléau indien a-t-il aujourd'hui des velléités de visites qu'il n'avait pas autrefois?

Cela tient aux déboisements qui se font dans l'Inde et les pays limitrophes. Toute barrière ayant ainsi disparu, les vents ont beau jeu à transporter au loin les émanations du sol, pompées par un soleil brûlant. Le Bengale où le choléra sévit après les moissons de riz — comme les fièvres pernicieuses palustres après la rentrée de nos blés dans nos polders — est un sol d'alluvions ayant plusieurs mètres de profondeur, c'est-à-dire accumulées depuis des siècles, et où fermentent de milliards d'êtres microscopiques, qui constituent les miasmes fébriles. (Nous renvoyons à notre livre *Le Choléra indien*, 2e édition, pour l'élucidation de toutes ces questions.)

Quel est le traitement du choléra? Celui des fièvres en général. C'est-à-dire soutenir la vitalité par la strychnine et les réconfortants ; calmer les spasmes par l'hyosciamine, la morphine, le camphre monobromé — modérer la réaction par l'aconitine, la digitaline, et enfin prévenir les accès par la quinine — principalement l'arséniate.

Nous supposons qu'on soit en face d'une épidémie ; on prendra tous les soirs en se couchant : 4 granules d'arséniate de strychnine, autant d'aconitine, de digitaline et de camphre monobromé. — Le matin, à jeun, le Sedlitz Chanteaud ou la Poudre rafraîchissante à base de sulfate de magnésie. A la moindre colique, on prendra 1 granule hyosciamine et 1 granule morphine (chlorhydrate), qu'on renouvellera de demi-heure en demi-heure, jusqu'à sédation complète.

Les voyageurs qui se rendent dans les contrées marécageuses, devront avoir sur eux une pharmacie de poche, conte-

nant les principaux médicaments dosimétriques.

Le choléra étant confirmé, il faut
traiter les malades comme dans l'as-
phyxie par submersion — par des
frictions énergiques, l'emmaillotement,
l'électricité, et à l'intérieur la strychnine.

Dans l'épidémie de 1846, nous avions
organisé dans une des salles de l'hôpital
civil de Gand, un service de sauvetage.
Les malades — dès leur entrée — étaient
dépouillés de leurs vêtements, emmail-
lotés dans une couverture trempée dans
une forte saumure de sel commun (chlorure de sodium) — le visage seul restant
à découvert — et recouvert de couvertures
plus légères, sèches. Un appareil de
Bunsen, placé près du lit, servait à faire
des frictions électriques, l'un des élec-
trodes placé sur la nuque, l'autre au bas
du dos, de manière à faire passer le cou-
rant continu à travers la colonne verté-

brale, d'où on le faisait descendre le long des membres, en déplaçant successivement ce deuxième électrode (mobile) aux pieds et aux mains. Ce passage ne laissait pas d'être douloureux, puisqu'il faisait crier le malade, mais ne provoquait pas de secousses, ni de convulsions. — Au bout de quelques passages, la réaction se faisait, et la peau — redevenue chaude — se couvrait d'une bonne transpiration. La soif était calmée par de petits morceaux de glace placés dans la bouche du malade.

A l'époque où nous faisions ces expériences la dosimétrie n'existait pas encore. Depuis cette dernière, nous avons insisté sur l'administration des alcaloïdes cités plus haut; et partout où ce traitement a été employé avec intelligence et persistance, le succès a été assuré. (Voir notre ouvrage sur le choléra.)

On nous répondra que ce traitement

n'est pas officiel ; mais qui dit officiel dit aussi officieux : c'est-à-dire que pour être admis par l'École, il faut qu'un traitement ait son agrément ; or, tout ce qui ne vient pas d'elle est repoussé d'avance — jusqu'à ce qu'enfin l'opinion publique s'en mêle. C'est ce qui commence déjà avec la dosimétrie.

2° FIÈVRES CHAUDES.

Parmi ces fièvres nous comprendrons la fièvre jaune ou vomito-negro, et la peste noire, l'une régnant à l'ouest, l'autre à l'est de l'équateur et des zones avoisinantes.

La fièvre jaune ne dépasse jamais le 24e degré de latitude ; il n'y a pas d'exemple qu'elle se soit déclarée dans nos régions tempérées, puisqu'elle exige deux conditions : un foyer d'infection au

niveau de la mer et une haute température.

C'est également une fièvre miasmatique ; par conséquent, de nature micro-
bienne, se développant dans les terrains
d'alluvion, au bas des montagnes ou dans
le delta des grands fleuves ou *rios* —
comme c'est le cas au Brésil — Pour y
échapper, il faut aller se loger à une certaine altitude où la fièvre n'atteint pas —
à moins d'y avoir été transportée par voie
de contagion ou d'infection. De sorte que
là aussi les quarantaines ou lazarets sont
nécessaires.

Voici la marche de la maladie quand
elle est abandonnée à elle-même :

Souvent l'invasion est précédée de
malaise général, d'un état de prostration, de soubresauts ou tremblements
des membres. D'autres fois la maladie dé-
bute, tout à coup, par des alternatives de
frisson et de chaleur sèche, de la cépha-

lalgie, l'injection des yeux et de la face. La langue, d'abord rouge et sèche, surtout sur les bords et à la pointe, se couvre d'un enduit jaunâtre, puis d'une couleur plus brune; la déglutition est difficile, l'épigastre tendu et rénitent; et il survient des vomissements opiniâtres, des coliques, avec des selles liquides et fétides.

Ces symptômes, qui durent de un à cinq jours et qui, jusque-là, indiquaient une irritation gastro-intestinale, constituent la première période de la maladie. Mais bientôt la langue se couvre d'un enduit plus épais, noir, sec; les vomissements sont plus fréquents : d'abord bilieux, puis noirs et mêlés de sérosités d'une odeur particulière, oü même de sang décomposé. L'épigastre et les reins sont le siège de douleurs atroces; l'estomac ne supporte aucune boisson; les garde-robes, plus fréquentes et plus copieuses, sont jaunes-verdâtres, sanguinolentes ou semblables aux matières noires rejetées par les vomissements. C'est dans cette deuxième période de la maladie que la jaunisse se développe. La rupture et la coloration en noir des piqûres de sangsues, ou de la saignée, et la formation d'un cercle noir autour des vésicatoires, annoncent une mort imminente. Si le malade ne succombe pas encore, les vomissements se rapprochent davantage; les selles deviennent involontaires ; un sang noirâtre, décomposé, s'écoule de toutes les muqueuses; l'urine est supprimée; il y a prostration complète, des pétéchies, des vergettures, des phlyctènes gangreneuses, quelquefois des bubons, des anthrax, annoncent la décomposition du sang.

La durée de la fièvre jaune est de quatre à huit jours et quelquefois moindre. Sa terminaison est le plus souvent funeste.

Nous venons de décrire la fièvre jaune abandonnée à elle-même ou aggravée par un traitement allopathique, tels que : les saignées, les vomitifs, les purgatifs, les vésicatoires, etc. Mais il n'en est plus de même avec le traitement dosimétrique. Depuis que ce traitement a été introduit au Brésil, le terrible *Vomito-negro* est réduit aux proportions d'une fièvre bilieuse simple. Ce traitement consiste, dès le début, dans le lavage intestinal avec le sulfate de magnésie — ou bien le citrate — dans l'emploi de la strychnine, de l'hyosciamine, de l'aconitine, de la digitaline, comme il a été dit plus haut — enfin, dans l'administration de la quinine pour prévenir de nouveaux accès.

On comprend donc l'enthousiasme des médecins brésiliens pour cette méthode bienfaisante.

La peste orientale règne endémiquement dans les contrées du Levant, d'où

elle peut se propager dans les pays limitrophes, ou être transportée par des na-
virès de commerce, comme là fameuse
peste de Marseille.

Desgenettes — le médecin en chef de
l'expédition de Bonaparte en Égypte,
qui a observé la maladie sur les lieux
d'importation, distingue trois degrés :

1er *degré.* — Fièvre légère, sans délire
ni bubons. — Presque tous les malades
guérissent promptement et facilement.

2e *degré.* — Fièvre, délire, bubons
aux aines et aux aisselles, plus rarement
à l'angle des mâchoires. Le délire s'apaise
vers le cinquième jour et se termine —
ainsi que la fièvre — vers le septième.—
Plusieurs malades guérissent.

3e *degré.* — Fièvre et délire considérables, bubons, charbons, pétéchies,
soit simultanément, soit isolément ; des
anthrax se forment aux parties dénuées
de poils, telles que les joues, le cou, la

poitrine, le dos et les membres. Les symptômes fébriles sont ceux des fièvres ataxiques, mais plus intenses. — Il y a rémission ou mort du troisième au sixième jour. Très peu de malades échappent dans ce degré de la maladie.

—

Il s'agit encore ici de la fièvre abandonnée à elle-même, par une fatalité qui s'explique de la part des Orientaux, mais que ne doivent pas accepter les Occidentaux, plus libres de pensée. Pour eux Dieu est grand, parce qu'il nous donne les moyens de parer à nos maux. Malheureusement, l'allopathie n'avait que des moyens grossiers, plus propres à aggraver la maladie qu'à la combattre. — Il en était comme pour le vomito-negro. — Avec la dosimétrie il n'en sera plus ainsi ; et le même traitement que celui des fièvres graves en général, aura promptement raison de la peste — si toutefois il est appliqué à temps. Voilà pourquoi ceux qui voyagent en Orient doivent se munir d'une pharmacie de poche, ainsi que de sels rafraîchissants.

Les mêmes remarques s'appliquent au typhus noir, tel qu'on l'a vu à la suite des désastres de 1812. Malheureusement, ce sont là des cas de force majeure, que l'imprévoyance a préparés et que toute la sagesse humaine ne saurait conjurer.

Il en est de même encore des fièvres éruptives : telles que, la scarlatine, la variole noire, la rougeole épidémique, l'érysipèle malin, toutes maladies insidieuses, mais dont la dosimétrie peut atténuer la virulence. Cette virulence est due à des microbes : bactéries, vibrions, bactéridies, et quelquefois des champignons organiques ou ptomaïnes. Il n'y a qu'un seul moyen de les combattre :

la saturation des malades par les alcaloïdes.

Ne faisant pas un traité pour les
médecins, nous nous bornons ici à ces
quelques considérations sur les fièvres,
persuadé qu'ils suffiront à ceux qui, dans
le cours de longs voyages, doivent être
leur propre médecin.

VIII

DES DYSPEPSIES OU MALADIES DE NUTRITION.

Le corps humain est comme la plante : il lui faut un bon assolement. Son sol, c'est le tube digestif où se prépare la nutrition et où se répandent les racines qui pompent la sève animale — comme les racines des végétaux dans le sol, l'eau ou l'air. Si les milieux diffèrent, le mécanisme est le même.

Nous devons donc entrer dans quelques considérations sur l'hygiène de la digestion.

En thèse générale, on peut dire :

« Mangez tout ce que vous digérez. »
Il y a, en effet, une foule d'aliments, digestes pour les uns, indigestes pour d'autres. Cela dépend de la force ou de la faiblesse des constitutions. Mais il y a, en outre, ce qu'on nomme les idiosyncrasies : il y a des personnes que le lait doux purge et que le lait aigre constipe. Rien de plus bizarre que ces dispositions individuelles, auxquelles on aurait tort de rompre en visière. Nous devons formuler ici quelques règles générales de la nutrition :

Il faut que l'alimentation remplisse les conditions d'un bon assolement. La plante la plus vigoureuse ne peut tirer du sol que ce qui s'y trouve, et elle languit et meurt faute d'éléments nécessaires à sa nutrition.

Il en est de même de la plante humaine. Dans les grandes villes — ce sol à la fois ingrat et fécond — les enfants de la classe

pauvre s'étiolent faute d'air et de lumière,
et deviennent rachitiques et scrofuleux
par manque d'une nourriture appropriée
à leur constitution ; aussi les maladies de
lymphatisme dans cette classe de la population urbaine, augmentent en raison
de cette population elle-même.

Ce qui fait défaut dans le pain blanc
— qui est la principale nourriture du
peuple — c'est le phosphate de chaux,
sans lequel il n'y a ni digestion, ni assimilation possibles. Les animaux qui en
sont privés meurent d'autant plus vite
que leur activité organique est plus
grande : les oiseaux plus tôt que les qua-
drupèdes.

Il en est de même de l'homme. Quand
le travail de la nutrition est suspendu —
comme dans la fièvre — la quantité de
sels de chaux augmente dans les urines.

La privation de phosphate de chaux
peut donner lieu à la mort avec des phé-

nomènes de marasme. Son ingestion insuffisante produit la tuberculose pulmonaire; aussi est-ce un mauvais signe —
tout comme le précédent.

La conséquence de ce que nous venons
de dire, c'est qu'il faut ajouter à la boisson de l'enfant qui ne vient pas bien, du
phosphate de chaux soluble.

Les hypophosphites de chaux, de soude,
sont également utiles, parce que l'économie les convertit en phosphates.

Un mot de la viande. Le proverbe :
« La chair fait la chair » ne doit pas être
entendu d'une façon exclusive : la preuve,
c'est que les animaux herbivores sont
mieux en chair que les carnivores.

La raison en est simple : c'est que
l'herbe c'est la viande qui commence et
la chair, la viande qui finit.

Si l'homme est omnivore, cela ne doit
pas être mis sur le compte de sa voracité, mais de l'organisation de son tube

digestif, qui se prête à la digestion d'aliments végétaux, tout autant que des aliments animaux.

On peut même dire qu'il est plus près du régime végétal que du régime animal.

Il faut donc à l'homme un régime mixte. Sous ce rapport les religions sont souvent en désaccord avec l'hygiène. Ainsi les Indous, qui ne mangent pas de viande, ni de tout ce qui a eu vie animale, sont anémiques. Si les Anglais se montrent si tolérants au point de vue des cultes, c'est que leur politique y trouve son profit.

Quant à la viande de boucherie, celle de cheval serait d'un plus grand usage, n'était le préjugé. Cette viande est tout aussi nourrissante que le bœuf, le mouton, le porc. D'un autre côté, elle n'expose pas aux vers. Ainsi le tænia, ou vers solitaire, nous est transmis du mouton, la trichine du porc.

Si l'usage domestique de la viande de cheval était plus répandu, il en résulterait une grande amélioration dans les services de traction et de locomotion; au lieu de maigres haridelles, on emploierait des chevaux vigoureux et on enverrait les vieux serviteurs à l'abattoir — question de sentimentalité à part (1).

(1) Voir plus loin : *Applications de la méthode dosimétrique à nos races domestiques.*

IX

RÈGLES RELATIVES A LA DIGESTION.

En premier lieu, il faut la salive, qui est le fluide digestif initial; ses pertes incessantes peuvent produire le marasme, ou du moins l'amaigrissement — comme chez les fumeurs qui « crachent » (1).

_ La digestibilité des aliments peut se mesurer à la quantité de salive qu'ils font couler. On dit d'un mets savoureux : « Il fait venir l'eau à la bouche. »

Les gourmets savent cela mieux que personne.

(1) Nous demandons pardon au lecteur de cette crudité d'expression que le sujet exige.

La salive mêlée au bol alimentaire dans l'acte de la mastication, l'imprègne d'air et le rend plus léger. C'est donc un commencement d'élaboration.

En outre, la salive, par son principe propre — la *ptyaline* — convertit les matières amylacées en glucose; elle facilite de cette manière la digestion des aliments féculents par la fermentation alcoolique.

Il est important que l'aliment soit bien mâché et insalivé avant d'être introduit dans l'estomac. Le goulu doit ses indigestions à sa voracité. Si cela n'a pas lieu chez les animaux carnassiers, c'est que leur appareil dentaire et salivaire est plus puissant que chez l'homme.

Ayez un bon cuisinier ou un bon cordon-bleu, si vos moyens vous le permettent : la cuisine est le laboratoire de la digestion.

Notre pauvre estomac est déjà assez

surchargé pour lui imposer encore le poids d'aliments mal préparés.

Ceux qui déblatèrent contre l'art culinaire ne songent point au brouet noir de Lacédémone; il est tel républicain, de nos jours, qui ne s'en accommoderait pas.

Ne pas trop manger, ni trop vite et introduire les aliments avec choix dans l'estomac, voilà le premier soin d'un bon mangeur. Chacun doit consulter à cet égard son goût et sa capacité.

Aux personnes qui digèrent difficilement nous conseillons de prendre, au commencement du repas, 2 ou 3 granules de quassine — et à la fin — 5 à 6 gouttes d'acide chlorhydrique médicinal dans un peu d'eau ou du vin.

La quassine est plus qu'un amer, c'est un réveilleur de l'estomac. — L'acide chlorhydrique, comme nous allons le dire, est le dissolvant chimique.

Nous devons nous élever contre l'usage

de la « goutte » avant le dîner, afin d'ex-
citer l'appétit — on le coupe, au contraire.

— Ce n'est pas qu'une goutte à l'occasion
puisse nuire ; mais cela finit par dégénérer en habitude ; c'est-à-dire une nécessité, comme chez les alcoolisateurs et
les absintheurs.

Quelles sont les meilleures heures des
repas ? Il y a pour cela des usages établis.
Nous pensons que deux repas par jour
suffisent : le matin — à neuf heures — et
le soir — à six ou sept heures. — Dans
l'intervalle on peut casser une croûte,
comme font les Anglais. Déjeuner copieu-
sement au fort de la journée, c'est se
couper sa propre activité.

Disons maintenant un mot de l'action
du suc gastrique sur les aliments ingérés.

Le suc gastrique agit par son acide —
celui dont nous parlons plus haut : l'acide
chlorhydrique ; il se forme aux dépens
des chlorures du sang ; voilà pourquoi le

sel commun ou chlorure de sodium est nécessaire à l'homme et aux animaux — la pepsine est le principe digestif proprement dit : il dissout les aliments albuminoïdes et forme avec eux ce qu'on nomme *peptones* — substances immédiatement assimilables.

La pepsine qu'on retire de la caillette du veau, ne vaut jamais celle qui se forme spontanément dans l'estomac. — Voilà pourquoi la quassine, dont nous parlions tantôt, est utile aux personnes qui digèrent mal.

On digère mal (nous ne parlons pas des cas de maladie) quand l'estomac est fatigué, surmené ; il faut donc le laisser reposer de temps en temps — non par la diète, mais par des aliments rafraîchissants. — Voilà aussi pourquoi le lavage journalier de l'estomac par le sulfate neutre de magnésie — Poudre rafraîchissante ou Sedlitz Chanteaud — est utile, sans devoir être une habitude, comme cela a lieu avec les pilules dites stomachiques.

Le foie joue un grand rôle dans la digestion, en convertissant les matières albuminoïdes en graisses et celles-ci en sucre, qui sont des aliments respiratoires — ou le combustible du foyer organique.

Après, c'est la rate qui est le principal agent de la sanguification, en débarrassant le sang de ses matières fuligineuses. Ceux dont la rate ne fonctionne pas bien, ont le spleen ou l'humeur noire. On dit que le rire désopile la rate; c'est pourquoi ceux qui ne rient jamais deviennent hypocondriaques. Les auteurs qui se consacrent au rire, sont donc les véritables médecins du public. Molière, à côté de son *Malade imaginaire,* a placé le joyeux fagotier du *Médecin malgré lui.* Personnellement, Molière riait peu; aussi est-il mort d'une hématémèse ou flux sanguin de la rate.

Le pancréas — ou ce qu'en terme de boucherie on appelle « ris de veau » —est la glande salivaire de l'abdomen et remplit les mêmes usages que les glandes salivaires buccales. — Le suc pancréatique a surtout pour usage de réduire les matières amylacées en glucose.

On voit par là que la nature a réparti la digestion en plusieurs foyers : c'est la loi de la division du travail.

Après l'estomac vient l'intestin. Platon, dans son *Timée,* dit « que la nature nous a fait un intestin fort long (32 aunes), afin de nous donner le temps de nous livrer à la philosophie. » — Pourquoi alors si peu de gens sont-ils philosophes? Le fait est que la longueur de l'intestin est subordonnée à la nature de l'animal ou son genre de vie, carnivore ou herbivore. Nous tenons le milieu entre les deux.

On divise l'intestin en grêle et gros. Le premier pour l'absorption nutritive, le second pour la défécation.

L'intestin grêle a son suc propre, comme l'estomac, suc dont la composition chimique diffère selon l'alimentation. Claude Bernard a fait voir qu'avec la viande le suc intestinal est acide, et alcalin avec les végétaux. De là la nécessité d'un régime mixte. (Voir plus loin : *Diathèses*.)

Passons au gros intestin, cet ennemi brutal du cerveau, auquel il envoie des émanations malsaines. Les matières résiduelles, voilà donc le grand mal dont nous devons nous défendre, surtout des gaz qui s'y forment au contact des matières albuminoïdes ou azotées. Les fièvres graves ou typhoïdes, n'ont la plupart du temps pas d'autre source. De là la nécessité de débarrasser tous les matins son évier organique.

Nous arrivons maintenant aux dyspepsies. On entend par dyspepsie une
digestion difficile, laborieuse, souvent
douloureuse, pouvant dégénérer en maladies organiques de l'estomac si on n'y
porte remède.

De toutes les maladies, la dyspepsie
est la plus fréquente : « Ce que je puis
affirmer — a dit Chomel — en ce qui
me concerne, c'est que parmi les personnes qui viennent me consulter, un
cinquième au moins est atteint de dyspepsie, sans que jamais j'aie eu — que je
sache — une réputation spéciale à ce
sujet. »

La dyspepsie est l'ennemi permanent
que le médecin a à combattre, et qui
élude ses efforts quand, à travers les
formes si variées et souvent si bizarres
qu'elle affecte, il ne sait pas la distinguer.

La dyspepsie s'attaque particulièrement aux personnes qui abusent des plaisirs de la table — ou à celles qui ont un régime grossier : comme nos paysans. — Les privations en sont également cause.

Il faut ajouter à ces causes l'abus des médicaments dits stomachiques. — Nous avons connu l'époque néfaste de la médecine Leroy. — Il devrait y avoir une loi contre les médicastres — surtout leur interdire la 4e page des journaux qui insèrent leurs réclames homicides.

Il n'y a pas de fonction organique qui ait une influence aussi générale que la digestion. En effet, la plupart des troubles physiologiques peuvent être la consé-quence d'une souffrance de l'estomac. — Broussais en avait fait une sorte de goddam (1) de la médecine.

Ainsi, du côté du système nerveux : céphalalgies, vertiges, troubles de la vue,

(1) *Mariage de Figaro.*

de l'ouïe, des facultés intellectuelles et affectives, de la sensibilité physique et du mouvement, excès ou manque de sommeil.

Du côté de la respiration : oppression, gêne, toux, enrouement.

Du côté de la circulation : palpitations.

Du côté de la sécrétion rénale : urines troubles, sédimenteuses, goutte, calculs, diabète, albuminurie.

Du côté des organes génitaux : affaiblissement du tempérament érotique et même impuissance.

Du côté de la peau : éruptions de tous genres.

On voit que c'est tout le cadre nosologique. Par contre, la dyspepsie peut dépendre de maladies de ces mêmes systèmes organiques ou du moins de leurs troubles fonctionnels. Ainsi dans l'hystérie, l'hypocondrie, — dans les congestions cérébrales — dans les maladies chroniques des poumons : la phtisie — dans les maladies des organes génito-urinaires : la spermatorrhée — dans les diathèses : goutte, rhumatisme, chlorose — dans les intoxications animales, végétales, minérales.

Nous allons passer en revue ces différents troubles, non que nous voulions effrayer les malades, mais pour les engager à recourir en temps à leur médecin qui, s'il est bien pénétré des principes de la dosimétrie, s'il ne les guérit pas, du moins les soulagera.

Dyspepsie stomacale. — Symptômes directs. — Douleur consistant dans un resserrement, pouvant aller jusqu'à la crampe, retentissant dans le dos, avec une chaleur brûlante au creux de l'estomac. La douleur éclate souvent brusquement, à droite, ou à gauche, ou au milieu du creux de l'estomac; elle aug-

mente pendant la digestion, qui est irré-
gulière, quoique possible encore. —
Battements violents dans le ceurx de
l'estomac, au point qu'on pourrait croire
à un anévrisme. — Sensations anormales
de froid et de chaud; constriction à la
gorge avec un sentiment de brûlant;
ballonnements de l'estomac par les gaz;
acidités ou âcretés.

Symptômes réflexes. — *Cérébraux.* —
Céphalalgie frontale. — C'est le symptôme le plus fréquent de la dyspepsie. —
« Lorsqu'un malade — dit Chomel — se
plaint à moi de céphalalgie habituelle
et fréquente, ma première pensée est
d'en chercher le point de départ ailleurs
que dans le cerveau. Ma seconde, est de
la chercher dans l'estomac; or, le plus
souvent, l'examen attentif de toutes les
circonstances du mal de tête confirme
cette présomption. »
La céphalalgie dyspeptique varie sin-

gulièrement quant à ses caractères, son intensité, son siège; et quant au moment précis où elle apparaît ou s'exaspère, souvent ce n'est pas une véritable douleur, c'est une simple pesanteur, un léger embarras de tête, ou bien un sentiment de constriction, comme si les tempes étaient comprimées dans un étau; une sensation analogue à celle qu'occasionnerait une calotte de plomb.

Dans le plus grand nombre de cas, la douleur est réelle : tantôt sourde, tantôt vive; elle s'élève même souvent au degré d'une migraine intolérable. Son siège le plus ordinaire est la région frontale ou sus-orbitaire (au-dessous des sourcils), soit d'un côté, soit des deux côtés à la fois. De temps en temps elle se concentre dans l'un des yeux, dont les mouvements deviennent difficiles et provoquent une exaspération plus ou moins vive de souffrance. A cette douleur frontale ou oculaire se joint ordinairement une sensation de chaleur incommode dans la partie affectée. Quelquefois la douleur est à l'occiput; dans certains cas, elle s'étend à toute la voûte du crâne et même à toute la tête. Il y a surtout une turgescence du foie, avec teint ictérique des yeux et des paupières; dans ces cas, la céphalalgie se déclare particulièrement le matin, quand l'estomac est encore embarrassé de la digestion de la veille. La céphalalgie qui se déclare après le repas dépend d'une irritation de l'estomac ou gastrite; cependant il faut tenir compte de la susceptibilité morbide du cerveau.

Tout cela fait voir combien est important l'usage régulier du sulfate de magnésie (Poudre rafraîchissante, Sedlitz). — On fera cesser la céphalalgie par quelques granules de caféine.— Nous indiquons ce moyen parce qu'il est complètement inoffensif. — Quant aux moyens thérapeutiques proprement dits, c'est affaire du médecin dosimètre.

Vertige stomacal. — Ce symptôme, qui est très commun, ne présente pas toujours les mêmes caractères, ni la même intensité; parfois le malade le compare à un vide s'opérant dans la tête; il se sent — dit-il — porté de côté; et comme c'est d'ordinaire dans la marche, il dévie malgré lui de son chemin — comme un homme ivre. Le vertige n'est pas constitué dans ce cas par la sensation spéciale de tournoiement, que l'on regarde, en général, comme inséparable du phénomène auquel on donne ce nom; il consiste plutôt dans une espèce d'étourdissement du cerveau. D'autres fois le malade croit voir les objets s'agiter, danser, tournoyer devant ses yeux, dans une confusion inexprimable; il se sent menacé d'une chute et il cherche un appui à sa portée. Dans quelques cas il lui semble qu'il est entraîné, emporté vers un précipice effrayant. Ce fut le cas de Pascal, à la suite d'un accident de voiture qui avait failli le précipiter dans la Seine. — Il faut dire que Pascal, comme tous les hommes qui s'absorbent dans de profondes études, sont dans ce cas. — C'est quelquefois le début de l'aliénation mentale, ou d'un faux jugement des impressions. — D'autres fois le malade étant couché, les meubles de la chambre lui semblent danser en rond ; le lit et le plancher même lui paraissent en mouvement — comme le roulis d'un navire ; — il éprouve des maux de cœur et même des vomissements. — Demeure-t-il immobile, la tête sur l'oreiller, les yeux fermés, le sentiment de roulis diminue : c'est donc une sorte d'hallucination de la vue, comme le mal de mer.

Le traitement du vertige stomacal est toujours chose fort délicate et qui exige toute l'attention du médecin : car s'il l'apprécie mal—c'est-à-dire s'il le confond avec la congestion qui précède l'apoplexie, et fait instituer des déplétions sanguines — il peut augmenter ainsi la susceptibilité anormale.

Puisque nous avons comparé le vertige stomacal au mal de mer, nous dirons qu'on peut calmer ce dernier et même le faire cesser au moyen de la strychnine et de l'hyosciamine : 1 granule de chaque, toutes les dix minutes, jusqu'à ce que le mal ait cessé. C'est un moyen que nous recommandons à ceux qui s'embarquent pour un voyage de long cours — et même le simple passage d'un bras de mer, comme le détroit de la Manche. — L'usage du sulfate de magnésie est d'autant plus nécessaire qu'il faut se nourrir fortement.

Troubles de la vision. — Les dyspeptiques éprouvent fréquemment des troubles de la vue : ils se plaignent de voir comme un brouillard devant les yeux. D'autres sont atteints par moments d'un tel affaiblissement de la vue, que la lecture et les travaux délicats leur sont impossibles. D'autres voient des *mouches volantes,* des filaments ou des taches noires dans les yeux, plus ou moins étendues, ce qui les inquiète beaucoup pour leur vue. Enfin il en est chez qui la rétine est d'une sensibilité telle qu'il leur suffit de porter la vue sur un objet un peu vivement éclairé, pour qu'aussitôt ils soient pris de vertiges ou de céphalalgie. Cette susceptibilité excessive de la rétine s'observe particulièrement chez les personnes dont le système nerveux a été surexcité par de fréquents accès de dyspepsie.

Nous notons ici ces symptômes afin que les personnes dyspeptiques soignent bien leur estomac par le lavage journalier

au sulfate de magnésie (Poudre rafraîchissante, Sedlitz), par la quassine et l'acide
chlorhydrique, ainsi que nous l'avons dit
plus haut. Quant aux autres moyens,
tels que la strychnine, l'atropine, etc.,
c'est affaire du médecin dosimètre. Nous
ferons ici une remarque : c'est que ces
personnes, avant de se confier à un ocu-
liste, prennent conseil de leur médecin
dosimètre.

Troubles de l'ouïe. — L'ouïe n'est pas
moins souvent affectée dans la dyspepsie
que la vue. Ce sont des bourdonnements
et sifflements, des bruits divers et, par
moments, un certain degré de surdité.
Tous ces symptômes peuvent exister en
dehors d'une lésion de l'oreille; et il ne
faudrait pas trop s'en inquiéter si cela ne
pouvait amener à la longue la surdité
confirmée.

Ici encore il convient de s'en fier à son
médecin avant d'aller chez l'auriculiste,

qui est trop pressé d'opérer. S'il n'y a que dyspepsie, les troubles de l'ouïe seront momentanés et disparaîtront avec la dyspepsie elle-même. Cependant les bourdonnements sont souvent fort rebelles et même persistent malgré tous les moyens employés. Le mieux, dans ces cas, est de patienter, et de surveiller son estomac. — Les moyens à employer sont les mêmes que dans la dyspepsie en général.

Troubles intellectuels et affectifs. — Ces troubles tiennent souvent à la vacuité de l'estomac, et il suffit pour s'en débarrasser de bien se nourrir. Ici se placent ces phénomènes bizarres qui, sous le nom de magnétisme animal, donnent beau jeu aux prestidigitations en médecine; à l'hypnotisme, à la suggestion. Les jeûnes prolongés amènent souvent un état extatique — comme on l'observe dans les couvents.

Ces troubles intellectuels tiennent souvent à un état névrosique de l'individu, qui le rend insensible à la faim. Il y a même des cas où l'alimentation est arrêtée pendant des mois entiers. C'est une sorte de suspension du besoin de manger analogue à celle qu'on observe chez les animaux hibernants. La nutrition se fait alors aux dépens des matériaux mêmes de l'économie; et comme toute dépense extérieure est nulle, la dépense intérieure diminue dans la même proportion.

A côté de ces troubles il en est d'autres qui résultent d'une exagération de la faim, ou la *boulimie,* qui peut dépendre d'un état purement nerveux de l'estomac et exige l'emploi des névrosthéniques, principalement de la morphine, de l'hyosciamine, de la strychnine.

L'hypocondrie est un autre état nerveux qui se rattache à la dyspepsie :

mais ici c'est principalement le gros intestin qui est le siège d'une sécheresse et d'un resserrement qui rendent l'exonération difficile ou impossible. C'est dans ces cas que le podophyllin combiné à l'atropine (valérianate) est indiqué—toujours, bien entendu, sous la direction du médecin dosimètre.

Troubles de la sensibilité physique et des mouvements. — Les dyspeptiques se plaignent généralement de lassitude, qui augmente pendant le travail de la digestion; ils sont apathiques, et répugnent à l'exercice. On veut qu'ils se donnent du mouvement, mais il faut leur en donner la force. C'est ici que l'hygiène thérapeutique est d'un grand secours. — Il en est de même dans le diabète, les douleurs rhumatoïdes, ainsi que nous le disons plus loin.

Troubles du sommeil. — Chez les dyspeptiques il y a souvent absence de sommeil, et on leur donne vainement des narcotiques pour les faire dormir. — Au contraire, on ne fait que narcotiser l'estomac. — On aura soin de leur donner, pour la nuit, un *en-cas*. Napoléon dormait peu — c'est le cas de la plupart des ambitieux. — Son en-cas était une aile de volaille, arrosée d'un verre de vin d'Alicante. — Il ne faut pas confondre cet état avec la boulimie, dont nous parlons plus haut. Louis XIV était boulimique ; après sa mort on découvrit qu'il avait un canal intestinal très court — comme chez le requin.

Troubles de la respiration et de la circulation. —Ce sont surtout les accès d'asthme en dehors de toute lésion des poumons et du cœur. — Ils coïncident toujours avec une mauvaise digestion. Ceci montre que les asthmatiques doivent bien soigner leur canal digestif. Quant aux moyens curatifs, ils doivent être principalement emprunté à l'hygiène thérapeutique. (Voir plus loin.)

Troubles de la sécrétion urinaire. — Chez les dyspeptiques les urines sont troubles et acides. On explique par là les diathèses ou dispositions goutteuses, rhumatismales, en dehors des excès de table. Ces personnes doivent observer un bon régime et veiller à la régularité des garde-robes. Leur boisson sera alcaline : eau de Vichy, coupée de bière ou de vin.

Troubles des fonctions de la peau. — Ce que nous venons de dire des troubles urinaires s'applique aux troubles de l'action perspiratoire de la peau. « Quand je faisais une étude approfondie et spéciale — dit Corvisart jeune — de la digestion stomacale, je voyais constamment les dermatoses, chez des chiens, suivre la fatigue gastrique que mes expériences réitérées amenaient nécessairement chez les animaux auxquels je pratiquais des fistules à l'estomac pour étudier le suc gastrique dans ses diverses conditions, tant physiologiques que pathologiques. »

Les personnes atteintes de dyspepsies anciennes ont généralement la peau rude, comme parcheminée, d'un aspect terne et sale. Les bains de son peuvent l'adoucir, mais il faut avant tout rafraîchir le canal intestinal par le sulfate de magnésie. (Poudre rafraîchissante, Sedlitz.)

Nous ne parlons pas des maladies éruptives, dont on a fait un véritable jardin — dans ce sens qu'on les entretient à force d'irriter le tissu délicat de la peau. Il suffit de diminuer l'irritabilité de ce tissu par un bon régime pour lui rendre sa souplesse. (Voir *Hygiène thérapeutique.*)

Troubles des fonctions génitales. — Boileau a dit :

> Le latin dans ses vers brave l'honnêteté,
> Mais le lecteur français veut être respecté.

C'est pourquoi nous dirons avec Ba-
glivi : *Stomacho debiles venerei non sunt,
imo potius frigidi et impotentes.* — On comprend que les moyens curatifs doivent
être empruntés à l'hygiène thérapeutique. (Voir plus loin.)

Chez la femme, la dyspepsie engendre
la torpeur, la débilité de l'utérus et, par
suite, les maladies de cet organe, et la
stérilité. De là, la nécessité du régime
salin.

Maladies de consomption. — *Phtisie.* —
Le célèbre médecin français Louis a fait
voir la fréquence de la dyspepsie dans la
tuberculose pulmonaire. La chose ne doit
pas étonner, puisque la phtisie est due à
un appauvrissement du sang. Les tuber-
cules en sont la conséquence. — De là
encore la nécessité de soutenir les forces
digestives des phtisiques, au lieu de les
affaiblir par un régime fade, sous pré-
texte qu'il y a inflammation des voies res-

piratoires. Un régime tonique est donc nécessaire, mais non jusqu'à l'engavement,
comme quelques médecins *nourriciers*
l'ont prétendu. Nous disons « nourriciers », parce que ces médecins trai-
taient leurs malades comme la volaille à
l'engraissement ; ils ont même inventé
des instruments *ad hoc*. — On pourrait
leur objecter les *foies gras,* qui constituent
une caséose hépatique — comme celle
des poumons.

Glycosurie. — *Diabète.* — La présence
du sucre dans les urines se rattache généralement à un état dyspeptique, avec
rapports nidoreux ou goût aigre à la
bouche, pesanteur ou douleur épigas-
trique, sécheresse de la gorge, salive
blanche, écumeuse, etc. La ténacité avec
laquelle tous ces symptômes persistent,
doit attirer l'attention du médecin sur
l'état des urines, où il constatera généralement du sucre. (Voir plus loin.)

Albuminurie ou *albumine dans les urines.*
— Il arrive que les urines deviennent
albumineuses en même temps que de
l'œdème se forme aux paupières et aux
malléoles, avec anémie, essoufflement,
palpitations, fatigue au moindre exercice, anorexie, perte d'appétit. Tous ces
symptômes indiquent la source du mal :
la dyspepsie. — On aura donc recours
aux reconstituants, principalement au
vin Vial. (Voir plus loin.) — Grâce à ce
régime—toujours efficace s'il est institué
à temps — l'anémie, la chlorose disparaîtront.

—

Nous venons de passer en revue
presque tout le cadre nosologue; eh
bien ! cela prouve que la dyspepsie est la
cause la plus fréquente de nos maux et
qu'avec une bonne hygiène thérapeutique

on peut y parer. Mais pour cela il faut se défier de l'empirisme, qui vit de la bêtise des malades.

X

HYGIÈNE THÉRAPEUTIQUE.

On croit généralement qu'il faut prendre des médicaments seulement lorsqu'on est malade. Cela peut être vrai
pour les constitutions parfaitement équi-
librées, et dans des pays complètement
sains. Mais, ainsi que nous l'avons dit
dans les précédents chapitres, ce sont là
des conditions exceptionnelles. Il faut
donc venir en aide à l'économie pour
l'empêcher de devenir malade.

Nous avons parlé de la fièvre et des
moyens de la combattre; nous avons

traité ensuite des dyspepsies, source du plus grand nombre de nos maladies; il en est de même des vices de nutrition.

C'est ici surtout qu'il faut faire intervenir l'hygiène thérapeutique, c'est-à-dire avec des agents spéciaux, qui n'entrent que fort secondairement dans l'alimentation.

Parmi ces agents, nous plaçons en première ligne le vin Vial, au suc de viande, au quina et au phosphate de chaux.

Qu'on ne croie pas que nous voulons faire à ce produit une réclame : c'est parce que nous avons constaté la bonne préparation de ce vin que nous en parlons, comme répondant à tous les besoins d'une nutrition en retard — comme chez les enfants et les personnes délicates. Ce sont des plantes auxquelles il faut un bon assolement.

On croit trop généralement qu'il suffit d'agents généraux de l'hygiène, et sous ce rapport on s'abuse en disant aux personnes maladives : « Faites de l'exercice et prenez l'air. » Le fait est que pour cela il faut la force nécessaire et des aliments quintescenciés, qui s'assimilent facilement et promptement, comme sont ceux qui constituent le vin Vial.

On le comprend facilement : par le suc de viande qui en constitue la partie quintescenciée, tandis que la chair proprement dite renferme beaucoup d'éléments grossiers réfractaires à la digestion.

Il ne faut pas confondre ce suc avec le Liebig, qui ne contient que les principes extractifs de la viande, tandis que le suc c'est l'ensemble des principes nutritifs, c'est-à-dire assimilables. On dit avec raison que ce n'est pas ce qu'on mange qui nourrit, mais ce qu'on s'assimile. Or, la viande est de tous les aliments celui qui présente le plus de variations, d'après l'animal dont elle provient, son âge, son état de santé — ce dernier surtout qui laisse tant à désirer dans les viandes de boucherie. Ajoutez à cela que la viande crue contient des germes de vers, qui n'attendent pour se développer que leur introduction dans le canal digestif de l'homme, qui est, en quelque sorte, leur dernière étape. Tels sont les tænia ou vers solitaires dans la viande de mouton, la trychine dans la viande de porc. Le suc de viande bien préparé ne présente aucun de ces inconvénients.

Voilà pour le premier ingrédient du vin Vial — le second est le *quina*. — Le quina est à l'écorce de l'arbre du Pérou, ou quinquina — ce que le suc de viande est à la viande elle-même, c'est-à-dire la partie tonique et assimilable, dégagée de tous ses éléments hétérogènes — indépendamment qu'il y a beaucoup de quinquinas qu'on vend dans les pharmacies et qui n'en sont point.

Reste le phosphate de chaux. Nous renvoyons à ce que nous en avons dit plus haut.

On comprend ainsi comment le vin Vial a pu acquérir une vogue qui ne se serait pas soutenue si elle n'avait été légitimée par le succès.

Nous allons maintenant passer en revue les différents régimes diététiques qui ont cours en médecine :

1° *Régime lacté*. — Le lait étant un aliment déjà élaboré dans l'économie de la vache (le plus usité, les autres laits étant exceptionnels ou propres à certaines localités) ; ce lait, disons-nous, est un aliment complet et immédiatement assimilable ; il convient donc aux constitutions faibles — à la condition toutefois qu'il soit de bonne nature : ni trop gras, ni trop maigre. Il faut, en outre, qu'il renferme la quantité de sel commun (chlorure de sodium) nécessaire. Sous ce rapport il y a une grande différence quant à la provenance du lait : s'il vient de vaches bien nourries, bien stabulées, ayant reçu dans leur nourriture une certaine quantité de sel. — Or, on sait combien la question du sel en agronomie est mal comprise.— On a tort de considérer ce condiment comme de pur luxe. (Nous renvoyons à notre livre : *Études médico-économiques ; amélioration de l'espèce humaine par le régime salin.*)

Le régime lacté convient dans toutes les maladies de consomption, notamment la phtisie. — Or, dans ces cas il est bon de le combiner à un traitement iodé — principalement l'iodoforme — ainsi que l'enseigne la dosimétrie.

Quant au mode d'emploi du lait en tant que régime, on fait prendre, toutes les deux heures, une tasse à café de lait coupé avec un tiers d'eau, et on augmente, dès le lendemain, graduellement la quantité de lait. Si celui-ci est bien supporté ; on en arrive ainsi à deux et trois litres par jour, même davantage, selon les cas. Quand les bons effets du régime sont en grande partie obtenus, on permet d'ajouter un peu de pain au lait : la proportion de pain est augmentée peu à peu ; et enfin on arrive à une alimentation de plus en plus nutritive.

Cures de petit-lait. — On va d'ordinaire faire cette cure en Suisse, mais rien de plus facile que de la faire à domicile. Question d'avoir de bon lait. — On prépare le petit-lait à l'aide de la présure : environ 3o gouttes de bonne présure (1) par litre de lait, ou 1 gramme par kilogramme. A la campagne, on le prépare tout bonnement avec du lait aigre, ce qui détermine des coliques. Il faut que le petit-lait soit parfaitement neutre,

(1) On désigne ainsi le liquide contenu dans l'estomac d'un veau, nourri exclusivement de lait.

c'est-à-dire ne rougissant pas le papier de tournesol; il doit être limpide et légèrement opalin, d'une saveur douceâtre, agréable. Sa densité au lactomètre doit être de 1,0275. Il renferme environ 64 grammes de matières fixes par litre, dont 50 grammes de lactine, 8 grammes de caséum dissous, 6 de glycérine et de sels, parmi lesquels il faut noter les phosphates de chaux, de soude, de potasse, de magnésie, de fer, les chlorures de sodium et de potassium. En Hollande, où le lait est excellent, le petit-lait sert à l'élevage des enfants, d'autant qu'il est légèrement laxatif et vient ainsi en aide à la paresse de l'intestin.— En médecine on utilise la cure de petit-lait dans les engorgements viscéraux, l'hypocondrie, les constitutions hémorroïdaires, dans les troubles nerveux, etc. — Voici pour ce régime la marche à suivre : on prend le matin à jeun 120 grammes de petit-

lait, au moment où on vient de le préparer, on se promène un quart d'heure
et on en prend encore 120 grammes. Ces
doses suffisent au commencement de la
cure. Si aucun dérangement digestif ne
s'y oppose, la quantité de petit-lait peut
être doublée : quatre ou cinq verres de
120 grammes chaque dans la journée.
La cure doit durer six à huit semaines.

Parmi les stations de petit-lait, il faut
choisir celles de l'Oberland bernois.

Cure par le koumis. — Le koumis est
obtenu par la fermentation alcoolique et
lactique du lait de jument. C'est la boisson des Tartares. A cause de l'éloigne-
ment, il est difficile de l'avoir frais ; aussi
les malades y répugnent généralement.
— Ces cures ne peuvent donc être qu'exceptionnelles. Il y aurait de l'avantage
à transporter les phtisiques sur les
lieux de production.

Cure de raisin. — Cette cure se fait de

préférence avec le raisin blanc, Chasselas (France), Gutedels blanc et rose (Allemagne), Kleinberger (Oberland). Ce dernier, médiocre, les deux premiers bons. La cure doit commencer avec la maturité du raisin—on peut débuter par le raisin précoce—et elle dure de trois à six semaines. — On commence par un demi ou 1 kilogramme, et on arrive successivement à 3 et 5 kilogrammes par jour, en trois fois, le matin avant déjeuner, entre le déjeuner et le dîner, et avant la collation du soir. Un régime substantiel et un exercice soutenu aident à la cure. Les principales stations sont en Suisse : Vevey-Montreux, Veytaux, Aigle — en France, Fontainebleau — en Allemagne, Bingen.

Il va sans dire que toutes ces cures doivent être soutenues par les médicaments dosimétriques, tels que la quassine, l'arséniate de soude pour la digestion — la

digitaline pour la circulation—la strychnine pour l'innervation — 1 granule
de chaque au commencement des repas
suffisent d'ordinaire. Au reste, on consultera son docteur dosimètre.

Bains de mer. — Ces bains ont aujour-
d'hui conquis la vogue, depuis que les
installations sont devenues confortables
et que le désir d'y briller peut être satis-
fait. — C'est donc une affaire de mode;
aussi les malades qui viennent chercher
au bord de la mer le rétablissement de
leur santé, doivent chercher les stations
tranquilles et la vie de famille.

Nous renvoyons à notre ouvrage :
Études médico-économiques et à notre opuscule : *À la mer*.

Stations d'eaux minérales. — Ces stations
seraient plus fréquentées si les familles
peu aisées pouvaient en profiter. — Nos
stations minérales ne sont rien à côté
des luxueux établissements des Romains,

où de milliers de valétudinaires venaient implorer le dieu de la santé.

Pour l'usage de ces eaux, on consultera son médecin, qui aura soin d'y ajouter le traitement dosimétrique approprié. En effet, la dosimétrie n'a fait qu'imiter la nature dans le choix et le dosage de ses médicaments. Les eaux minérales ont une action propre selon leur température et leur composition chimique. Nous renvoyons à notre opuscule traitant des eaux minérales les plus usitées. (Voir *Bibliographie*.)

XI

LA LONGÉVITÉ HUMAINE ET LES MOYENS D'Y ARRIVER.

L'homme est celui qui, au milieu des animaux dont il a su se rendre maître, vit le plus longtemps.

Cela tient à ce qu'en nous il y a deux forces : le moral et le physique.

Il est vrai que ce sont là souvent les causes d'une fin prématurée — soit par excès de souffrance, soit par excès de jouissance.

Jusqu'où cette existence peut-elle se prolonger?

Selon la loi de Buffon, ce serait sept

fois la durée de sa croissance. Ainsi, croissant jusqu'à l'âge de vingt ans, ce serait sept fois ce chiffre, c'est-à-dire cent quarante ans. Mais cette loi n'a rien d'absolu, puisqu'on a vu des individus atteindre cent cinquante et même cent soixante ans, ainsi que le célèbre physiologue Haller en rapporte des exemples.

Comme nous le disions, nous vivons et, par conséquent, nous mourons autant par le moral que par le physique : une vie calme et sobre est donc la première condition de longévité ; au contraire, l'âpre lutte pour l'existence abrège sa durée. Aussi a-t-on dit, avec raison, que nous ne mourons pas, mais que nous nous tuons.

Dans les circonstances qui empêchent la longévité, il faut compter la précocité. La reproduction étant le but final des êtres vivants, plus cette reproduction est hâtive, plus vite aussi arrive la mort.

Cette règle est constante, puisqu'elle s'applique aussi bien aux plantes qu'aux animaux — par conséquent à l'homme. — On dirait que la somme de vie qu'ils donnent aux autres leur est décomptée pour leur propre existence.

La longévité, si elle pouvait se prolonger jusqu'à son terme naturel, apporterait un changement total dans notre état social; c'est-à-dire que l'éducation serait moins hâtive et qu'on entrerait plus tard sur le théâtre de la lutte suprême *(strugle for life)*. Les familles seraient moins nombreuses, et on verrait ainsi se réaliser les idées de Malthus, sans recourir à des moyens factices, toujours immoraux.

Comment arrive la mort naturelle? Par l'oblitération des canaux séveux, ainsi que cela a lieu chez les végétaux, où le ligneux finit par envahir jusqu'à la moelle.

L'activité morale commence par diminuer, et le corps diminue dans la même
proportion. Tel individu qui avait une
haute stature se rapetisse, parce que la
colonne vertébrale se tasse — les disques
fibro-cartilagineux qui unissent les ver-
tèbres étant résorbés, au point que souvent il y a ankylose. Mais avant, le
corps s'est infléchi, comme pour nous
rappeler que nous touchons à la tombe;
la peau se ratatine; le visage, qui a
perdu son expression habituelle, a maintenant un cachet d'hébétude, preuve que
l'intelligence s'en est retirée. L'appétit
diminue; le cœur ralentit son action; la
respiration est devenue poussive; les
fonctions d'exonération sont amoindries;
les muscles sont tremblotants.

Tels sont les caractères de la sénilité
— qu'il ne faut pas confondre avec la
vieillesse, puisque celle-ci n'a pas d'âge.
Sous ce rapport on peut diviser l'exis-

tence en périodes de vingt ans : de sorte que tant que le moral et le physique conservent leur activité, on peut dire qu'on a quatre, cinq ou six fois ce chiffre.

Les considérations qui précèdent vont permettre de régler notre régime, de manière à atteindre la plus grande somme d'années possible.

En premier lieu, entretenir la souplesse du corps par les bains et l'exercice. Voilà pourquoi les anciens Grecs atteignirent un âge avancé sans sénilité. La gymnastique chez eux était en honneur, autant que nos pédagogues l'ont en horreur.

Un deuxième point, c'est la sobriété en toutes choses : « User, mais ne pas abuser. » Sous ce rapport il n'y a pas de règle absolue : ce qui est usage pour l'un, peut être excès pour un autre.

Ce sont surtout les abus de boissons qui abrutissent l'homme et qui raccourcissent son existence. Sous ce rapport, les anciens avaient un avantage sur nous, puisqu'ils ne connaissaient pas les spiritueux — de même leur régime alimentaire était simple : ce n'est que plus tard — sous l'absolutisme de Rome — que la gloutonnerie devint un titre d'honneur.

Il est inutile de mentionner ici l'excès d'un autre genre, par lequel tous les êtres vivants abrègent leur existence. Linné a dit des êtres vivants : « qu'ils naissent, croissent, se reproduisent et meurent. » Or, il n'est pas indifférent dans quel ordre nous accomplissons ces attributs fonctionnels.

Mais il y a une autre loi qui veut que plus les espèces s'affaiblissent, plus elles deviennent prolifiques. Cela est également vrai pour l'homme vivant en état de société—ce qui ne veut pas dire qu'il est plus social, car c'est plutôt le contraire qui a lieu. — Voilà pourquoi aussi le système de Malthus serait inhumain — car ce serait faire retomber sur des pauvres diables les conséquences de notre état antisocial : — « Chacun pour soi et Dieu pour tous. »

Les socialistes ont tort de vouloir obtenir par la violence ce qu'on devrait leur accorder par raison. Mais il y a la loi de l'offre et de la demande ; et quelque inhumaine qu'elle soit, on ne la changera pas. Tout ce qu'on fera, c'est de l'amoindrir par de sages mesures économiques, et en s'adressant à l'intérêt des classes dirigeantes. (Nous renvoyons à nos *Études sociales*.)

La précocité étant une cause de non-longévité, il faut rendre l'éducation moins hâtive : laisser aux enfants le temps d'être enfant — aux jeunes gens le temps d'être jeune — à l'homme fort le temps d'accomplir sa tâche ici-bas —

au vieillard le temps de vieillir — c'est-à-dire de se ressouvenir.

Mais ici encore, il y a un obstacle antisocial. C'est le : « Ote-toi de là que je m'y mette. » Ce n'est pas que nous prétendions changer cette loi ; seulement nous voulons la reculer, en laissant à chacun son temps d'activité propre. Or, si par un bon régime nous fortifions l'espèce, celle-ci se reproduisant moins, la poussée à l'entrée du théâtre de la vie sera moins grande.

Ce que nous venons de dire n'est peut-être que de l'abstraction : il faut donc en arriver aux moyens pratiques. Ce sont ces moyens que nous nous sommes appliqué à nous-même et qui nous permettent de dire : *Experto crede Roberto*.

Notre système de longévité est basé sur le régime salin, parce que sans le sel les êtres vivants n'existeraient point. La géologie a mis au jour un fait probant : c'est que les êtres ont apparu sur le globe à mesure que l'eau et le sel se sont salés. Ce furent d'abord les êtres d'eau douce; puis les couches de sel gemme s'étant déposées sur le sol, ont apparu ces êtres monstrueux mi-partie poisson et reptiles que la paléontologie est parvenue à reconstruire.

Mais cette exubérance de végétation ne pouvait durer — peut-être parce que la somme de sel a diminué. Ainsi il est constant que certaines mers sont moins salées que d'autres, et que, à mesure que la densité de l'eau a diminué, les êtres vivants qui habitent leurs profondeurs ont diminué de volume.

Quoi qu'il en soit, il est reconnu en agronomie que plus les terres sont riches en éléments salins, plus elles sont fécondes, et que les animaux qui pâturent dans les prés salins sont plus forts que ceux qu'on nourrit à l'étable d'aliments pauvres en sel, tels que : tourteaux, navets, topinambours, etc. — Nous renvoyons à l'ouvrage de Barral : *Statique animale,* principalement au point de vue de l'emploi agricole du sel.

Le sel ne peut entrer dans l'alimentation que dans une certaine mesure, au delà de laquelle il deviendrait nuisible en décolorant le sang. C'est ce qui arrive à bord des navires de long cours, par suite de l'emploi continuel de salaisons.

Mais à côté du chlorure de sodium, il est un autre sel qu'on extrait également de l'eau de mer : c'est le sulfate de magnésie, connu vulgairement sous le nom de *sel anglais.* Ce sel étant amer, est tonique ; en outre, il est très soluble et, par conséquent, s'écoule facilement par les urines et l'exsudation intestinale. Par sa composition chimique, il alcalinise le sang et ainsi aide à son oxygénation.

C'est sur ces propriétés que nous avons fondé l'usage de ce sel en hygiène thérapeutique.

Tel qu'il est préparé, ce sel a été vulgarisé sous les noms de *Poudre rafraîchissante* et de *Sedlitz Chanteaud;* mais c'est toujours du sel anglais, dégagé de toutes les impuretés de l'eau de mer qui le rendent nauséabond.

Nous avons rendu par là un grand service au public, puisque nous l'avons déshabitué des prétendues pilules de santé, vantées à la quatrième page des journaux.

Le public se laisse prendre trop facilement à ces réclames, d'autant plus qu'elles sont plus absurdes.

En effet, toutes ces pilules sont composées de drastiques, tels que l'aloès, la gomme-gutte, la scammonée, et, par conséquent, finissent par produire une irritation de l'intestin et par pousser aux

hémorroïdes. Leur action est fort irré-
gulière, et ce n'est qu'en augmentant la
dose et au prix de grandes coliques qu'on
obtient ce qu'on nomme, à faux, la pur-
gation. On connaît les scènes lugubre-
ment comiques du *Malade imaginaire* :
« Une bonne médecine purgative composée de casse récente avec séné levan-
tin et autres, suivant l'ordonnance de
monsieur Purgon, pour expulser et éva-
cuer la bile de Monsieur : 4 livres. »

Si nous n'avons plus de médecins
Purgons, nous en avons qui prêchent
l'*asepsie,* c'est-à-dire qui voudraient faire
de notre corps un évier où il suffirait de
matières désinfectantes pour empêcher
l'infection. Mais le fait est que ces
matières, telles que l'acide phénique,
désinfectent en infectant.

Le sulfate de magnésie, indépendamment des propriétés dont nous parlons
plus haut, a celle de faire le lavage

complet du tube intestinal et de dégager
ainsi les viscères abdominaux : foie, rate,
reins, et de rendre la tête libre. Par conséquent, plus d'états bilieux, urineux ;
plus d'humeur noire, ou ce que les Anglais nomment « *blue devils* » ; plus de
migraine et, subsidiairement, plus de
ces maladies humorales qui, sous le nom
de *goutte,* de *rhumatisme,* s'attaquent à
notre pauvre humanité.

On comprend également que grâce à ce
dégagement journalier du corps, les maladies d'échauffement sont évitées, telles
que : la fièvre typhoïde, les fièvres exan-
thématiques ou éruptives et, en général,
les fièvres miasmatiques, dont il a été
question plus haut.

Le sulfate de magnésie, qui constitue
la base de la Poudre rafraîchissante et du
Sedlitz Chanteaud, se trouve dans toutes
les eaux minérales salines, qui lui doivent leurs qualités rafraîchissantes.

On se trompe sur la portée du mot « se rafraîchir », quand on pense qu'il suffit pour cela boire frais. — Même l'eau — ses qualités de potabilité laissées de côté — est indigeste ; en se mêlant au sang par endosmose, elle distend les vaisseaux et détermine ce qu'on nomme la *pléthore aqueuse*. Cela peut même aller jusqu'à produire l'albuminurie, ainsi que l'a fait voir un expérimentateur, en injectant de l'eau dans les veines d'un animal.

L'eau qu'on boit le matin avec son sel, provoque une abondante exsudation intestinale, espèce de pluie ou rosée qui rafraîchit le corps. — Voilà pourquoi on n'a plus soif dans la journée, et on peut se borner à boire dans la mesure qu'exige la digestion.

En résumé, le corps humain est comme la plante ; il faut l'arroser, ni trop, ni trop peu.

C'est à cet arrosage matinal que nous devons d'avoir conservé les attributs de la santé, malgré nos quatre-vingt-un ans.

Mais là ne se bornent pas les moyens de longévité. Il y a en nous une certaine somme de force vitale qu'il faut entretenir. Une partie de cette force est dépensée en action; l'autre est tenue en réserve. Or, c'est ce fonds vital qu'il s'agit de reconstituer : on le fait par l'alimentation, par le sommeil, quoique celui-ci soit souvent lourd, agité, d'après le régime, les émotions, les fatigues, etc. Il faut donc ajouter à ces moyens naturels de réparation des agents qui rentrent dans l'hygiène thérapeutique, dont il a été question plus haut.

Ici se présentent, en première ligne, les strychninés, qui ont pour effet de tendre la fibre organique et d'augmenter ainsi la résistance des tissus. C'est surtout le tissu musculaire qui subit cette tension.

Nous prenons donc, chaque soir, 4 granules de strychnine (arséniate) et ces 2 milligrammes suffisent pour donner à nos muscles une force qui est rare à notre âge — car, en général, on a alors le tremblement sénile.

Il faut dire que c'est par le système musculaire qu'on refait son calorique et son électricité — ces deux facteurs physiques de la vie. — L'éminent physiologiste Claude Bernard a fait voir expérimentalement, que lorsque les muscles d'un animal sont en action, il s'en dégage plus de chaleur et d'électricité que dans ces mêmes muscles au repos. Le cheval doit sa force de traction et la célérité de ses mouvements (coursiers) à cette source intérieure de chaleur et d'électricité.

Il en est de même pour l'homme. Voilà pourquoi Bouchardat insiste tant sur ce qu'il appelle la *gymnastique thérapeutique*. Nous allons lui laisser un instant la parole : « Nous ne saurions insister assez sur la puissante efficacité des exercices musculaires dans la glycosurie. Après des exercices qui en moyenne doivent durer une heure, le corps étant baigné de sueur, on l'asperge d'eau froide et on le frictionne vivement avec un essuie-main rude, et, au sortir de là, on se livre à une marche convenablement accélérée. »

C'est fort bien ! mais la gymnastique est une dépense de forces à laquelle la nourriture et le sommeil ne suppléent pas, surtout chez les diabétiques. — Il faut donc un agent plus énergique ; et nous avons dit que cet agent c'est la strychnine. C'est par là que nous parons aux inconvénients de notre vie de cabinet, passant, tous les jours, six à huit heures assis devant notre bureau. Il est vrai que mal nous en a pris, car nous avons été atteint de calculs uratés, dont nous avons été débarrassé, grâce à l'habileté de M. le professeur Guyon.

Mais notre hygiène thérapeutique ne se borne pas à l'emploi de la strychnine: nous y avons ajouté l'aconitine et la digitaline pour des motifs faciles à comprendre.

Ainsi que nous l'avons dit dans le chapitre relatif à la fièvre, l'aconitine a une action très marquée sur les vaisseaux sanguins, dont elle régularise l'action, et ainsi empêche les congestions. Autrefois on n'avait que la saignée; mais ce moyen est affaiblissant et, par conséquent, c'est une ressource temporaire, ou plutôt extemporanée quand il s'agit d'aller vite, comme dans les congestions et les inflammations. L'aconitine, au contraire, agit en tonifiant, tout en calmant l'effervescence vasculaire.

Mais, dira-t-on, pourquoi prendre de

l'aconitine quand on se porte bien ? Précisément pour cela, c'est-à-dire afin de se maintenir dans cet état.

Quant à la digitaline, son effet est d'empêcher les mouvements tumultueux du cœur et, en même temps, d'entretenir l'action des reins. Généralement, cette fonction diminue avec l'âge ; il en résulte que les éléments azotés ou ammoniacaux sont retenus dans le corps ; d'où résultent des fièvres d'échauffement, presque toujours mortelles chez le vieillard.

La digitaline, en éliminant les éléments terreux par les urines, empêche les incrustations propres à la vieillesse. Un professeur de chimie—feu le docteur Martens, de Louvain—a fait voir que des cœurs pris sur des cadavres de vieillards donnent beaucoup plus de cendres que des cœurs pris sur des cadavres de jeunes gens. Ce sont ces incrustations qui empêchent le jeu des soupapes du cœur et

donnent lieu à des dyspnées ou cour-
tresses d'haleine qui vont en augmentant avec l'âge, et qui, au moindre
refroidissement, peuvent dégénérer en
broncho-pneumonie mortelle. On connaît la fin de Victor Hugo. Sans doute
il n'a pas été étouffé dans son berceau ;
mais sa forte constitution lui eût permis
de vivre encore quelques années pour
jouir de sa gloire, tandis que maintenant
ses restes mortels reposent sous la
froide voûte du Panthéon.

Afin de calmer les anxiétés de l'agonie,
on lui a fait des piqûres de morphine,
sans se douter que par là on diminuait
la force du cœur. Combien n'eût-il pas
été plus rationnel de lui donner de la
strychnine, de l'aconitine et de la digitaline, qui sont des incitants et non des
stupéfiants vitaux ? Que d'autres exemples on pourait citer !

Pour nous résumer, nous dirons que

le corps se compose de rouages que la vie met en mouvement, mais dont il faut entretenir l'action. Dans les maladies aiguës, la vieille médecine — celle qu'on nomme allopathie — n'a qu'un moyen : affaiblir par les saignées, la diète, les purgatifs, les vésicatoires ; mais elle diminue ainsi la force de résistance à la maladie : de là des luttes qui se prolongent et qui — quand le malade en sort — laissent après elles une longue convalescence, c'est-à-dire une nouvelle maladie, puisque c'est dans son cours qu'on voit arriver souvent la consomption ; par exemple, la phtisie pulmonaire.

Avec la méthode dosimétrique, ces désordres organiques, contre lesquels l'art est impuissant, sont l'exception, et le rétablissement complet de la santé, la règle.

—

Ceci nous ramène à notre point de

départ, c'est-à-dire à l'importance de la méthode dosimétrique. Pourquoi cette méthode, aussi sûre que rapide et commode, rencontre-t-elle tant d'opposition ? Bon Dieu ! parce qu'elle est simple et supprime pour les sept dixièmes des cas, les maladies. Ce sont particulièrement les pharmaciens qui se sont insurgés contre la nouvelle venue. — A les entendre, ils n'auraient plus qu'à fermer boutique. Quand cela serait, il faudrait s'en féliciter — comme il faudrait également applaudir à la suppression de la médecine. Mais il en est de l'art de guérir comme de l'art de la guerre, c'est-à-dire que la santé, comme la paix universelle, est un rêve. Les hommes seront toujours imprévoyants, imprudents, négligents à l'endroit de leur santé. Mais si les maladies ne peuvent être supprimées, on peut du moins les rendre moins fréquentes, comme les guerres

elles-mêmes, — par de bonnes institutions hygiéniques et sociales.

Utopie! dira-t-on? Mais ce qui est
utopie aujourd'hui, peut être réalité
demain. Quand Fulton, Stephenson,
Waitsthone sont venus en France pro-
poser la navigation à vapeur, les chemins de fer, les télégraphes électriques,
on leur a opposé la même fin de non-
recevoir; cependent, bateaux à vapeur,
chemins de fer, télégraphes électriques
sillonnent aujourd'hui le globe et finiront
par rendre la guerre impossible par la
rapidité des communications et la bru-
talité des moyens d'action.

Pourquoi l'art de guérir serait-il moins
privilégié que l'art de tuer? Pourquoi,
lui aussi, ne rendrait-il pas la maladie
impossible par la rapidité et la sûreté de
son action?

Mais il est des obstacles qui seront
de tout temps : l'amour-propre, la va-

nité, les intérêts lésés ou qu'on croit l'être. — Quand une doctrine a été enseignée pendant quelque temps et qu'elle est devenue une autorité, ceux qui se croient obligés de la soutenir deviennent par cela même intolérants; et comme ils occupent toutes les entrées du sanctuaire, ils empêchent les autres — les dissidents — d'y pénétrer. Au moyen âge, ils avaient l'amende honorable, les rétractations et, au besoin, le bûcher. Aujourd'hui il n'y a plus rien de tout cela; mais reste la guerre du silence en public et la médisance en particulier.

Ça a été le sort des adeptes de la dosimétrie : on les a tenus à l'écart, on les a traités en parias, en perturbateurs du repos public, c'est-à-dire du leur (les autocrates).

Tout cela n'y a rien fait; car malgré eux — ou peut-être à cause d'eux — la doctrine nouvelle a poussé partout ses

racines. Aujourd'hui, c'est un arbre immense qui répand au loin son ombre,
non contre la vie, mais contre la mort!

On a voulu tenir le public dans l'ignorance de ce grand progrès de la médecine; mais le public, qui n'a qu'un
intérêt : guérir ou du moins être sou-
lagé, a imposé la dosimétrie aux plus
récalcitrants.

Que serait-il arrivé autrement? C'est
qu'on se serait fait, non son propre médecin, mais son propre hygiéniste.

Puisqu'il n'y a aucun danger à administrer les médicaments dosimétriques,
pense-t-on qu'on hésitera de prendre
quelques granules de quassine pour ré-
veiller l'activité de l'estomac; quelques
granules de strychnine pour relever le
système nerveux; quelques granules
d'aconitine, de digitaline pour prévenir
la fièvre?

Mais il faut espérer que les choses

n'en arriveront pas là. Les médecins allopathes finiront par comprendre que pour conserver la confiance de leurs malades, ils ne doivent pas traîner la maladie.

Et ici nous devons dire un mot de la médecine expectante : « On donne en médecine, dit Littré, le nom d'expectation à des règles de conduite qui consistent à abandonner le malade aux seules ressources de la nature et sans intervenir dans le cours de l'affection par une médication active, et en se bornant à éloigner les agents et les circonstances nuisibles. »

Ce rien-faire est provenu de la crainte de nuire au malade, et de cette idée que la maladie est une *entité* qui doit fatalement avoir son cours. C'est pourquoi on a nommé ces maladies *cycliques*; et on avait été ainsi amené à admettre des périodes ou septénaires, comme dans la fièvre typhoïde, par exemple. Mais ces périodes dépendent soit du temps que la maladie met à se développer, soit de la violence avec laquelle elle agit. Généralement, c'est la période d'incubation qui est la plus dangereuse. Ainsi, quand la fièvre typhoïde a mis plusieurs jours — même plusieurs semaines — à se développer, c'est alors qu'elle sera la plus longue et, par conséquent, qu'elle présentera le plus de danger. Mais la nature elle-même nous fait voir que cette période d'évolution peut être raccourcie et la maladie être ainsi bénigne.

C'est cette marche que suit la médecine dosimétrique. Ainsi quand, dès le début, on institue une médication active qui a pour effet de soutenir les forces du malade, au lieu de les amoindrir par un régime débilitant; si on donne, par exemple, la quinine et la strychnine, généralement la maladie avortera. Dira-

t-on que c'est une maladie rentrée? Nullement, puisque le malade revient à la
santé presque sans convalescence.

Mais nous supposons la fièvre déclarée,
avec une température de 40, 41, 42° c.;
c'est là un danger imminent, un point cul-
minant de l'incendie organique, qu'il faut
éteindre tout comme on éteint le feu qui
s'est mis à une maison. La question est
de savoir quels sont les moyens d'ex-
tinction qu'on emploiera. On a proposé,
tout d'abord, les bains froids; mais cette
réfrigération n'est pas sans danger, puisque alors le calorique animal tombe,
aussi rapidement qu'il est monté, à 36,
35, 34° c. Aussi la maladie se prolongeait
faute de réaction.

Nous ne parlons pas des médications
incendiaires que les médecins anglais et
écossais emploient dans ces cas, tels que
l'alcool, les stimulants diffusibles ou
fixes, l'ammoniaque, etc.; ce sont ces

médications qui ont fait des médecins allopathes des expectants.

Depuis qu'on s'est aperçu que dans la fermentation de la fièvre il se développe des microbes, des bacilles, toute l'attention des médecins s'est tournée de ce côté; et on n'a plus parlé que de *microbicides* : qui par les acides phénique, salicylique; qui par le cuivre. C'est ce qu'on peut appeler *le pavé de l'ours*, c'est-à-dire tuer le malade pour avoir raison de la maladie.

Mais il ne suffit pas de critiquer; il s'agit de dire ce que fait la dosimétrie en pareilles occurrences.

Nous prendrons pour exemple la maladie qui fait le désespoir des médecins, le choléra indien.

Puisqu'il s'agit de provenance indienne, disons avant tout comment les Indous s'y prennent pour purifier l'eau, généralement mauvaise, qu'ils boivent. — Et ici nous citerons un passage du livre du docteur Viaud Grand Marais (il y a ainsi des noms prédestinés) : *De la valeur des graines du Strychnos potatorum* (L.), *Tettancotté, pour la clarification des eaux.*

« S'il est un fait qui ne laisse plus de doute sur la pathogénie du choléra asiatique, c'est l'importance du rôle des eaux de boisson dans son développement et sa propagation : il est donc intéressant de connaître le moyen employé dans l'Inde même, pour purifier les eaux destinées à être bues ; d'autant plus que ces eaux, en général argileuses et marneuses, contiennent des myriades de micro-organismes, au nombre desquels se voit le *bacille-virgule* ou *Komma bacillus* de Koch. De Ceylan, au nord de l'Inde, le principal agent de purification de l'eau est la graine d'une Loganiacée — le *Strychnos potatorum* (L.)—à laquelle les Indous donnent le nom de *Tettancotté, Tetan-*

cottëi — *Tettan-marans* (graine à frotter),
et les Anglais celui de *Clearing-nutt.* —
Le kilogramme de Tettancotté se vend
à Pondichéry environ 35 centimes. —
L'emploi de cette graine est des plus
simples : on en écrase deux à trois et on
en frotte l'intérieur d'un jarre de plusieurs
litres. Au bout d'un quart d'heure, les
matières boueuses — qui auraient mis
plusieurs heures à se déposer — se précipitent, et l'eau est clarifiée, tout en conservant une légère teinte grise et en
prenant un léger goût, dû surtout à une
pincée ou deux de sel ajoutées à la fin de
l'opération. Comment agit le Tettancotté?
La famille végétale dont il provient,
fait de suite penser à la strychnine ou
à la brucine, alcaloïdes se trouvant dans
les graines d'une partie des strychnos;
on devait donc se demander si le *Strych-*
nos potatorum ne tuait pas les microbes à
l'aide d'un de ces poisons se rencontrant

dans ces graines, en trop petite quantité pour nuire aux personnes buvant l'eau ainsi clarifiée. — L'eau n'a pas d'amertume et ne renferme aucun alcaloïde vénéneux. M. Bureau a fait voir que si on laisse plusieurs jours, dans un verre, des graines de *Tettancotté*, avec une eau quelconque, celle du service d'eau d'une grande ville, par exemple, on voit s'y développer les infusoires ordinaires de macérations végétales. Restait à étudier l'action du *Strychnos potatorum* dans la patrie même du choléra. Le père Celle, missionnaire à Ideicatoun (dans le Maduré), s'en est chargé. L'eau ayant servi à son expérience a été prise dans un étang voisin; elle était tellement boueuse que sous l'épaisseur de trois doigts on ne pouvait rien distinguer ni trouver. Un enfant frotta avec trois ou quatre graines, pendant 7 à 8 minutes, l'intérieur d'une cruche de 5 litres environ. Le précipité commença aussitôt, et en 20 minutes il était complet. Le liquide conservait seulement une teinte un peu grise et un léger goût fangeux. Mais dans l'Inde on n'y regarde pas de si près, et il ne faut pas être difficile à ce point. Le père Celle, après en avoir bu, l'examina à une forte loupe, et y vit folâtrer — non sans effroi — une multitude d'animalcules, que le strychnos n'avait pas strychnisés. Quelques jours après il était atteint d'une fièvre intermittente des plus graves — ce qui permit aux médecins du voisinage d'essayer sur lui, il ne sait quelles drogues, qui lui coupèrent complètement l'appétit. L'eau ayant subi la clarification provenait d'un étang servant pour abreuvoir et de lieu de baignade pour les buffles. Celle qui est habituellement bue dans la localité, est puisée dans des trous pratiqués sur le trajet d'un cours souterrain, et est beaucoup moins impure.

» En résumé, l'action du Tettancotté est purement mécanique et donne simplement lieu à la clarification, d'où le nom de *Clearing-nutt*, que lui donnent les Anglais. — Le sel marin ajouté à la fin de l'opération peut, au contraire, avoir une certaine action nocive sur les microbes : elle dépend de la quantité de sel employée. — Mieux vaut, au point de vue antimicrobique, la méthode des peuples de race jaune, consistant à faire bouillir l'eau de boisson. Ce moyen, du moins, est pratique en cas d'invasion du mal indien. — Les espérances qu'on pouvait avoir dans les vertus du *Strychnos potatorum* sont donc vaines, et il semble y avoir peu d'avantage à la propager en Europe. — Il peut rendre, au contraire, de véritables services en Cochinchine et dans nos expéditions d'Afrique pour la clarification rapide d'une eau fortement fangeuse. »

Nous ferons ici quelques remarques. Le Tettancotté, appartenant à la famille des strychnées — et on sait que celles-ci sont des parasiticides — il est tout naturel d'admettre que ses graines tuent les micro-organismes et les précipitent au fond du vase. L'expérience suivante le démontre. — Quand dans une goutte d'eau, où le microscope fait découvrir une myriade d'infusoires, on mêle une quantité infinitésimale d'un alcaloïde très amer, tel que la strychnine, on voit, tout aussitôt, le mouvement cesser et se former un précipité qui trouble la transparence de ce lac microscopique. Au reste, il est démontré que la quinine coupe la fièvre intermittente — peut-être en tuant les microbes. Quant à l'action du sel dans le choléra, les paysans russes se préservent de la maladie en buvant du lait doux fortement salé. Enfin, quand une eau est suspecte, comme celle des

marais, il faut la faire bouillir. C'est ce
que Pasteur a fait également remarquer
dans les épidémies récentes de choléra.

—

Nous en revenons maintenant au traitement dosimétrique du choléra indien.
Ayant longuement exposé ce traitement
dans notre livre : *le Choléra indien,* nous
pouvons nous borner à le résumer.

Le choléra étant une fièvre miasmatique (et il ne saurait y avoir de doute à
ce sujet), il faut l'attaquer dès le début
par la quinine et la strychnine (arséniates), dont on donnera 2 granules de
chaque, toutes les dix minutes, jusqu'à
ce que la réaction se soit faite. Si celle-ci
est trop violente, on la modèrera par
l'aconitine, la vératrine, également 2 granules de chaque, jusqu'à ce que la température soit à peu près normale, pour
empêcher le retour des accès encore par

la quinine. Les crampes seront cal-
mées par l'atropine ou l'hyosciamine, le
camphre monobromé : 2 granules de
chaque jusqu'à sédation.

Quant aux moyens externes, ils con-
sisteront dans l'emmaillotement, les frictions, mais surtout le passage de cou-
rants continus, ainsi que nous l'avons dit
plus haut.

Ce traitement, nous l'avons fait connaître dès avant les épidémies de 1883-
1884-1885 : comment se fait-il qu'aucun
essai n'en a été fait (1)? Ah! si les
hommes de l'École l'avaient inventé, il
n'y a pas d'éloges qu'on ne lui eût adres-
sés. — Tandis que parce que c'est de la
dosimétrie « Périsse l'humanité plutôt
que le principe! » On conviendra que ce
serait risible si ce n'était lugubre.

(1) Ce traitement a été employé en Espagne et aux îles
Baléares avec plein succès. (Voir notre ouvrage : *Le
Choléra.*)

XII

DU TRAITEMENT DOSIMÉTRIQUE DANS LES MALADIES DE CONSOMPTION.

Jusqu'ici nous avons considéré le traitement dosimétrique dans les maladies aiguës, qui tuent en quelques jours et où, par conséquent, il faut aller vite, si on veut venir en aide aux malades. Nous allons, maintenant, considérer ce traitement dans les maladies de consomption, qui sont un feu lent qui tue non moins sûrement que les maladies aiguës.

Parmi ces maladies qui exercent une action si fatale sur la longévité, il faut noter la tuberculose ou phtisie pulmonaire.

Un fait établi, c'est que ce sont les constitutions affaiblies, soit par hérédité, soit par accident ou professionnellement, qui payent le tribut le plus large au minotaure des temps modernes. Nous disons « temps modernes », parce que cette maladie était moins fréquente autrefois qu'aujourd'hui. Nous avons connu le temps où la population gantoise était forte — hommes et femmes.— On entendait peu parler de phtisiques, et les familles n'étaient pas décimées comme aujourd'hui.

Depuis l'introduction du travail mécanique, ces populations ouvrières se sont affaiblies et la plupart portent des germes de phtisie. D'où cela provient-il? Évidemment du mauvais régime hygiénique et du manque d'une thérapeutique appropriée. Aucune loi ne vint régler les fabriques et les habitations : les ateliers étaient la plupart bas d'étage, et on y respirait un air chaud et humide. Ajoutez les émanations animales et végétales (celles de la transpiration et des huiles rances), et on comprendra combien un tel milieu a dû vicier les poumons des ouvriers employés au travail manufacturier. — Les individus qui avaient encore un peu de sang de race, devinrent lymphatiques. La précocité due à la promiscuité des sexes les rendit plus prolifiques, et ce furent autant de victimes, que le Saturne moderne devait dévorer. Seulement, parmi eux il n'y avait pas de Titans.

La phtisie de nos ouvriers de fabriques est du genre de celles qu'on nomme *galopantes* : le moindre rhume, le moindre refroidissement amène des bronchites, qui se localisent dans les poumons et produisent des foyers tuberculeux;

ceux-ci, en se ramollissant, creusent des cavernes où l'air inspiré s'engouffre, en laissant entendre ces bruits sinistres qu'on désigne sous le nom de râles. Le sang n'étant plus rafraîchi à son passage par les poumons enflammés, donne lieu à la fièvre, qui dégénère bientôt en consomption, c'est-à-dire que les forces s'affaiblissent par suite de l'abondante expectoration et des sueurs nocturnes, quelquefois des diarrhées.

Nous n'entrerons pas ici dans la question si la phtisie est contagieuse; nous la tenons plutôt pour infectieuse, c'est-à-dire par inhalation et non par inoculation.

Ce qui importe avant tout, c'est de savoir si la maladie est curable ou non. Depuis l'introduction de la dosimétrie dans la pratique, il existe déjà des faits qui font espérer que, sinon dans tous les cas, du moins dans un grand nombre, la maladie pourra être arrêtée, par l'hygiène thérapeutique, dont il est question plus haut.

C'est encore aux arséniates et aux alcaloïdes que le médecin dosimètre emprunte ses armes de précision, et pour peu que la tuberculose ne se soit pas trop répandue, elle s'arrête, comme dans un champ l'ivraie, par un bon assolement.

XIII

PAUL BERT ET LE TONKIN.

La mort inopinée de Paul Bert fait songer à celle de Victor Jacquemont. Tous deux étaient de savants natura-listes : on eût pu croire que dès lors ils auraient pris les précautions que nécessitait leur périlleuse mission dans l'Extrême-Orient; hélas! il n'en a rien été. Tous deux sont morts faute de résistance au terrible climat qu'ils étaient allés affronter. Mais si Victor Jacquemont a eu pour excuse l'état de la médecine d'alors, il n'en a pas été de même de Paul Bert, qui connaissait la dosimétrie et eût pu se l'appliquer à lui-même. On se rappelle le feuilleton qu'il avait inséré dans le journal *la République française,* dont il était le directeur scientifique : rien n'eût été plus facile pour lui que de se fournir des médicaments dosimétriques nécessaires, d'autant que nous lui en avions fait l'offre à titre gracieux. Mais de savant devenu homme politique, il semble que sa guenille lui fût devenue étrangère. Le bon Chrysale avait d'autres idées à ce sujet : il est vrai qu'il s'occupait plus de pot-au-feu que de politique. — Et cependant, plus un homme est nécessaire à son pays, plus il doit veiller à sa propre conservation. Il ne suffit pas de dire : « J'ai rempli mon devoir, » le premier devoir commence par soi-même, puisque tous les autres lui sont subordonnés.

Pense-t-on que je serais arrivé à un âge où généralement la décrépitude commence, si je n'étais venu en aide à ce qu'on se plaît à nommer ma bonne constitution? Les constitutions sont ce qu'on les fait : chaque homme a en lui la somme de forces nécessaire pour atteindre le terme que la nature lui a assigné; il s'agit seulement de ne pas gaspiller ce fonds, mais au contraire de l'augmenter artificiellement, comme l'on fait de sa fortune par d'habiles et prudentes spéculations. La vie est un jeu de bourse, dont il faut chercher à la faire bénéficier.

En vain, dira-t-on que Paul Bert était allé affronter un climat meurtrier : s'il en est absolument ainsi, c'est-à-dire s'il n'y a aucun moyen de s'y soustraire, il faut se hâter d'en revenir; il y a assez de contrées saines sur le globe pour ne pas aller là où règnent la maladie et la mort, ces deux adversaires inexpugnables. Mais nous pensons qu'avec les agents préventifs que la médecine dosimétrique nous enseigne et met à notre disposition, il y a moyen de résister à la triple condition antihygiénique de ces pays : l'air, le sol, les eaux.

Le Tonkin est un pays d'alluvions, où règnent constamment des miasmes. Pourquoi tant parler de microbes, si on ne prend contre eux aucune précaution? Or, ce n'est pas lorsque le feu de la fièvre nous a saisis qu'on peut espérer de l'éteindre. Comme ces décors de théâtre qu'on rend incombustibles en les trempant dans une solution alumineuse, notre décor, c'est-à-dire notre pauvre guenille, peut être mis à l'abri de la fièvre par les arséniates et les alcaloïdes : notamment l'arséniate de quinine, l'arséniate de strychnine, l'aconitine, la digitaline. Il serait inutile d'y revenir après ce que nous avons dit plus haut. (Voir *Fièvres*.)

Il n'y a pas longtemps, le professeur Virchow, à propos des velléités de colonisation de l'Allemagne, disait : « Dans ces sortes de questions, il faut, avant toutes choses, s'assurer s'il y a adaptation possible ou impossible entre la colonie rêvée et le peuple qui doit la coloniser, et dans quelle mesure, au prix de quels sacrifices d'hommes cette adaptation peut s'opérer. » Il est évident qu'il y a là des dangers physiques, mais que la science peut atténuer — si tant est que ces sortes d'entreprises soient nécessaires. Nos polders de l'Escaut étaient des foyers de fièvres miasmatiques avant d'être assainis par la culture ; c'est donc par là qu'il faut commencer au Tonkin, c'est-à-dire y envoyer des soldats laboureurs, mais à la condition de les mettre en mesure de braver le climat. Au Tonkin, la chaleur est constamment humide, même pendant ce qu'on nomme « son petit hiver ». Cette espèce de calotte qui pèse sur le corps, empêche les transpirations et congestionne les organes internes, notamment le tractus intestinal; de là, dysenterie, d'autant plus dangereuse que les forces sont plus énervées.

Eh bien! c'est dans ces conditions que le sulfate neutre de magnésie (Poudre rafraîchissante ou Sedlitz Chanteaud) est indispensable pour suppléer à la perspiration cutanée. — Il faut ensuite entretenir la digestion: par la quassine, l'arséniate de soude, afin d'activer les fonctions du foie, et, par moments, donner le podophyllin, quand l'exonération du gros intestin n'est pas complète. Mais cela ne suffit point, puisqu'on a à lutter contre les miasmes, dont l'action se fait surtout sentir la nuit. On prendra donc, le soir, au coucher, l'arséniate de strychnine, l'aconitine, la digitaline, 3 à 4 granules de chaque, afin d'activer les fonctions d'innervation et de désassimilation. Il va sans dire qu'à la moindre apparence de fièvre, au moindre frisson, on prendra de la quinine (hydro-ferro-cyanate, arséniate), une dizaine de granules par jour : 4 à la fois.

Un journal (*le Figaro*), en traitant la question du Tonkin, a dit : « Fallait-il y aller ? Non. Faut-il y rester ? Oui » Et il en donnait les raisons. Donc, puisqu'on ne peut décamper, il faut tout d'abord marcher résolument, patiemment, à l'assaut du véritable ennemi : le climat. Le supprimer sera impossible ; l'amoindrir notablement est possible. C'est une question de direction et d'argent. Les choses les plus urgentes sont indiquées, je crois, dans ces lignes par lesquelles le médecin principal, Challand de Belval, termine sa monographie récente sur le Tonkin, et dans l'interligne desquelles il faut savoir lire : « Donnons à nos braves soldats, non plus ces tristes gourbis ou baraques qu'ils habitent actuellement, le plus souvent sans autre couchage que le lit de camp, mais bien des casernements analogues à ceux si bien aménagés de l'infanterie de marine à Saïgon ; sachons les vêtir légèrement, comme il convient pour le pays ; fournissons-les de pommes de terre, de légumes frais ; n'hésitons pas à décider leur retour en France dès qu'ils sont affaiblis par la maladie ; alors, mais alors seulement, ils auront la force de résistance nécessaire. »

Ce ne sont pas, à coup sûr, les pommes de terre et les légumes rafraîchissants qui leur donneront cette force, mais bien les moyens empruntés à l'hygiène thérapeutique, ainsi que nous l'avons dit plus haut.

Puissent ces quelques lignes arracher de braves soldats à la maladie et à la mort. Paul Bert en eût été un exemple, s'il eût écouté nos conseils. A l'offre que nous lui fîmes, il nous fit répondre que c'était son chef de service médical que cela regardait. Il est parti, pour ne plus revenir! A lui tous nos regrets, mais pas toutes nos admirations. Il eût dû commencer par lui-même.

XIV

LES JEUNEURS.

A notre époque, où chacun cherche à
sortir de la foule et à attirer sur soi l'attention du public, on fait de la réclame
in anima vili. Les jeûneurs sont de ce
nombre; mais ils ne sont pas comme l'âne
du curé, c'est-à-dire qu'ils ne poussent pas
l'expérience jusqu'au moment où ils com-
menceraient à s'habituer à ne plus manger
— ce qui serait le comble de la philosophie pratique.

L'abstinence de toute nourriture ne
saurait se prolonger au delà de certaines

limites, celles-ci étant déterminées par la
somme de matériaux que l'économie peut
puiser dans son propre fonds. Nous disons l'abstinence de toute nourriture,
même l'eau, car celle-ci, selon sa composition, renferme des éléments plus ou
moins réparateurs, tels que l'oxygène,
l'hydrogène, les sels calcaires et les infusoires qui s'y trouvent en quantité plus
ou moins grande. Si l'on meurt de faim,
c'est moins par inanition que par éner-
vation, c'est-à-dire épuisement nerveux.
Nous ne parlons pas des désordres du
tube intestinal et du sang, désordres
qu'on voit survenir à bord des navires ou
dans les villes assiégées, où l'on fait nourriture de tout ; il n'est donc pas étonnant
que dans ces conditions le typhus se
déclare.

Les jeûneurs que nous voyons à chaque
instant se donner en spectacle, sans autre
but qu'une simple vanité personnelle,

ne sont donc pas aussi extraordinaires « qu'un vain peuple pense ». Les léthargiques sont plus forts qu'eux, puisqu'on en a vu dans cet état pendant des mois, et même des années — de même que certains névrosiques — ce qui s'explique par la suppression de toute dépense, soit intérieure, soit extérieure, car, en même temps que le mouvement, toutes les sécrétions et excrétions sont arrêtées.

Il est certain que nos repas sont trop rapprochés, soit par le fait des usages admis, soit par sensualité, soit par une sorte d'idiosyncrasie acquise, qui ne nous permet pas de résister à la faim. Il serait plus simple, comme le plus naturel, de ne faire que deux repas par jour, celui du matin et celui du soir (entre sept et huit heures). Voilà quel serait le problème social à résoudre et qui, du moins, serait d'une utilité pratique, tandis que nos jeûneurs ne servent qu'à nourrir la curiosité des badauds.

A propos de ces jeûneurs, les journaux nous apprenaient qu'un d'eux — Merlatti (il faut bien leur accorder cette satisfaction d'amour-propre — aux jeûneurs bien entendu) « qu'il était entré dans son vingtième jour de jeûne et que depuis les derniers jours son état était demeuré stationnaire. La quantité d'eau qu'il buvait chaque jour avait été un peu plus grande et on remarquait que c'était vers midi et sept heures, c'est-à-dire aux heures habituelles des repas, que Merlatti absorbait la plus grande partie de sa ration d'eau filtrée. L'amaigrissement avait continué ; le poids du corps, qui était de 61 kilogrammes au commencement du jeûne, était descendu à 53. Néanmoins l'anémie n'était pas très caractérisée et la force dynamométrique n'avait pas sensiblement fléchi (140). La température du corps avait légèrement baissé (36°,8) ; le pouls était normal (72) et régulier ; le spiromètre indiquait 2,100. L'urée pour les vingt-quatre heures était de 6 grammes. Tout cela démontre que le fonctionnement physiologique n'était pas notablement atteint. Il y avait de la tendance au sommeil hibernal, dont il se tirait par des mouvements corporels violents, notamment l'escrime.

Les jeûneurs qui l'avaient précédé dans ce sport du jeûne, avaient fait voir que cet état pouvait se prolonger au delà du terme fixé par le pari, sans dommage pour l'estomac ; car l'un d'eux, *Succi*, après un jeûne de quarante-deux jours, s'était produit en public comme un mangeur émérite.

A preuve que la faim est une sensation purement nerveuse, nous citerons les fumeurs, qui mangent peu parce qu'ils se sont narcotisé l'estomac. — On peut également apaiser la faim par l'opium (les mangeurs ou fumeurs d'opium ne font usage d'aucune nourriture, il est vrai qu'ils sont émaciés). C'est plutôt une prostration nerveuse. Or, en faisant boire à des chiens soumis à une abstinence prolongée, de l'eau dans laquelle on mêle une certaine quantité de strychnine, on empêche, ou du moins on retarde cette prostration.

Les phénomènes de la privation d'aliments solides ont été étudiés par M. Chossat, dans ses recherches sur l'inanition, et par Regnault et Reiset, dans leurs recherches sur la respiration. Les recherches d'Andral et Gavarret avaient fait voir qu'un homme adulte et bien portant brûle, à 10 degrés environ : 11 parties de carbone par heure — en moyenne 210 grammes par vingt-quatre heures — qui sont éliminées sous forme d'acide carbonique, d'urée et d'autres produits d'excrétion. Or, si l'on considère que 100 grammes de viande ou de sang contiennent environ 11 grammes de charbon, pour avoir les 210 grammes de carbone nécessaires à la respiration de vingt-quatre heures, il faut détruire environ 2 kilogrammes de ces matières animales. On voit par là qu'un jour de diète détermine une perte qui s'exerce surtout sur les matériaux de la calorification. Cette perte est diminuée par la graisse disponible et par le repos. Si nous avons vu les jeûneurs Succi et Merlatti se livrer à des mouvements violents, c'est en vue d'une sorte d'entraînement, comme les jockeys qui réduisent ainsi leur poids au taux réglementaire.

Concluons — car tout doit avoir une conclusion.— Une diète convenable peut faire diminuer l'embonpoint; mais cette diminution ne peut aller au delà de certaines limites, c'est-à-dire s'élever en moyenne à 0,4. Ce chiffre, adopté par Chossat, est une moyenne que plusieurs influences peuvent changer, telles que l'obésité et le jeune âge. Les enfants supportent bien moins la diète que les vieillards. (Ce que Dante a bien décrit dans son terrible épisode d'Ugolin.)

Les obèses — ou plutôt ceux qui prennent un embonpoint excessif, car l'obésité est un état constitutionnel qu'on ne saurait détruire impunément : la preuve en est qu'ils meurent dès qu'ils maigrissent — doivent diminuer graduellement leur nourriture (surtout animale) et se donner proportionnellement du mouvement, tels que les exercices gymnastiques. Ils doivent se garder des boissons alcalines qui ont pour effet d'affaiblir le sang et les muscles. En effet, par la diète, le sang diminue en volume et cette diminution peut aller à plus de moitié de son poids normal.

lorsque la diète est poussée jusqu'à la dernière limite. Le nombre des globules rouges est diminué et la proportion des matières extractives (telle que l'urée) est augmentée. Le système abdominal est gorgé d'un sang noir. Il en est de même des poumons. Les aliénés qui refusent de manger finissent par être atteints de gangrène de ces organes. C'est donc pour entretenir les foyers de la calorification et de la respiration que les individus chargés d'un embonpoint gênant doivent se livrer à beaucoup d'exercice corporel.

Quant aux obèses par nature, ainsi que nous l'avons dit plus haut, ils ont le système artériel très petit, d'où il résulte que les organes recevant moins de sang rouge ou excitant, la nutrition est moins active chez eux et que la graisse non brûlée s'emmagasine dans leurs organes. Il faut donc les soumettre à l'usage de la strychnine.

XV

INFLUENCE DE LA GYMNASTIQUE SUR LA LONGÉVITÉ.

Nous extrayons de l'excellent journal *le Monde thermal* l'article qu'on va lire. Si, comme Molière, nous prenons *notre*(1) bien où nous le trouvons, du moins nous disons où nous l'avons pris.

Voici cet article, écrit au point de vue

(1) Le mot « notre » s'applique aux idées qui sont au monde intellectuel ce que l'air et la lumière sont au monde physique. Il n'y a donc pas d'idée en propre. Diogène a pu dire à Alexandre : « Ote-toi de mon soleil. » Le cynique d'Athènes serait mis aujourd'hui aux petites-maisons.

de la défense nationale — ce besoin des peuples civilisés !

Il y a quelques jours, les gymnastes du département de la Seine réunis à l'Hippodrome ont donné une intéressante séance sous la présidence de M. le ministre de la guerre. A cette solennité assistait un des hommes qui ont le plus contribué à raviver en France le goût si nécessaire des exercices gymnastiques : M. Eugène Paz, qui, dès 1868, a préparé par ses travaux, par ses efforts, par son infatigable propagande le mouvement qui entraîne actuellement l'esprit public vers la culture de la force corporelle, M. le général Boulanger, à qui M. Paz a été présenté, lui a déclaré qu'il était heureux de le voir au premier rang d'une fête dans laquelle il avait le droit de constater une consécration de son long apostolat. En décernant cet éloge à M. Paz, le ministre a fait un acte de justice. Il y avait équité et convenance à rappeler les grands services rendus par un patriote qui a été « l'ouvrier de la première heure ». Plus tard l'œuvre de M. Paz a été continuée et étendue, mais il a eu l'initiative des résultats qu'on réalise aujourd'hui ; il a le droit, pour une part considérale, d'en revendiquer l'honneur.

M. Paz n'a pas cessé de s'intéresser à la gymnastique. Il vient de publier une histoire de cet art depuis les temps les plus reculés jusqu'à nos jours (1). Ce livre est un exposé fort complet du rôle de la gymnastique à travers les âges. L'auteur étudie les exercices corporels en Grèce, à Rome, au moyen âge, à l'époque moderne; il explique comment ces exercices ont développé à un haut degré la valeur individuelle dans les anciennes sociétés et il montre combien ils seraient indispensables aux hommes et même aux femmes d'à présent, surmenés par une civilisation qui surexcite l'activité intellectuelle aux dépens des forces physiques.

Personne ne conteste ces vérités. Le conseil supérieur de l'Université, lui-même, malgré son culte pour la routine, n'ose pas les repousser ouvertement. Mais on se contente de proclamer l'utilité de la gymnastique et on ne la pratique pas assez. Nous devrions compter en France plusieurs millions de gymnastes et le cadre des

(1) Marpon, éditeur, rue Racine.

Sociétés qu'on a fondées pendant les dix dernières années ne représente qu'un nombre beaucoup trop restreint d'adhérents.

Avant la guerre de 1870, la gymnastique était généralement considérée en France comme un art d'agrément. Il avait été fait, pourtant, des tentatives aussi louables que persévérantes pour popu. lariser les exercices du corps, mais ces tentatives étaient pour la plupart demeurées stériles. M. Paz rappelle avec éloge les créations d'Amoros, de Triat et de quelques autres novateurs. Ces maîtres réunirent un certain nombre d'élèves, mais la mollesse des mœurs ne leur permit pas d'obtenir un recrutement étendu. Cependant à l'étranger les institutions de gymnastique étaient nombreuses et florissantes, et les esprits pénétrants se montraient inquiets de l'infériorité que présentait à ce point de vue la France sur les pays voisins.

Vers 1868, M. Paz appela l'attention sur la nécessité de développer chez nous les exercices corporels. La ferveur de son zèle, l'ardeur communicative de ses convictions furent remarquées par le gouvernement. M. Duruy, ministre de l'instruction publique, confia à M. Paz la mission d'étudier l'organisation de la gymnastique en

Allemagne. En même temps, M. le docteur Hilairet était chargé d'une enquête sur l'enseignement de la gymnastique en France. MM. Paz et Hilairet présentèrent au ministre des rapports qui déterminèrent le gouvernement à rendre la gymnastique obligatoire dans les lycées, collèges et écoles normales primaires.

Il faut retenir cette date de 1868, elle a été le point de départ de la vulgarisation de la gymnastique en France. Déjà depuis neuf ans, M. Paz présidait la première Société de gymnastique qui ait été fondée à Paris et il venait de créer *le Moniteur de la Gymnastique*, dans lequel il posait les bases d'une union de toutes les Sociétés dont on projetait la formation.

L'œuvre pourtant marchait avec lenteur, parce que le public n'était que superficiellement converti. M. Paz et ses auxiliaires ne se lassaient pas, rien ne décourageait leur propagande, mais ce n'était qu'à la condition d'efforts intenses et répétés, qu'on pouvait parvenir à secouer l'inertie générale. Le coup de foudre de 1870 produisit, à cet égard, une impression des plus salutaires.

On avait vu, pendant la guerre, l'armée ennemie, composée pour moitié de réservistes, fournir

des marches soutenues et présenter la plus remarquable résistance à la fatigue. On avait constaté
surtout sa vigueur morale et, en remontant des
effets aux causes, on reconnut que les Allemands
avaient acquis dans le gymnase les qualités mili-
taires qu'ils déployaient sur le champ de bataille.
L'impression produite sur l'esprit français fut
profonde et suscita un réveil national.

L'élan était donné, il restait à l'entretenir. En
1871, M. Paz fonda *la Nationale*, autour de
laquelle il groupa les premières Sociétés fran-
çaises. Bientôt le nombre de ces Sociétés se mul-
tiplia. Il en existe actuellement deux cents. Nous
devrions, toutefois, en posséder plus de mille.

Mais qu'est-ce que la gymnastique? Que doit-
elle être?

Nous croyons avec M. Paz que la gymnastique
comprend tous les exercices qui tendent à développer harmonieusement les forces. La gymnastique rationnelle consiste surtout à cultiver
l'énergie physique en l'équilibrant. La marche, la
course, le saut, l'escrime, la boxe, la natation, le
maniement des haltères, du trapèze, des cordages,
les mouvements d'assouplissement sont autant de
moyens qui permettent de réaliser le résultat

cherché. N'oublions pas de mentionner dans cette énumération la lutte, qu'on a le tort de dédaigner en France et qui est pourtant un admirable élément du développement de la vigueur.

L'antiquité a connu et pratiqué ces exercices. De notre temps, on n'a pas assez de loisir pour les cultiver tous et on est contraint de faire un choix. L'art le plus apprécié en France, au moins par les gens du monde, est l'escrime. Certes, il ne faut pas médire de l'escrime, mais il importe de remarquer qu'elle donne plutôt de l'agilité que de la force. Le premier des sports comme culture de la vigueur physique est la boxe française.

Assistez par curiosité à un des assauts annuels de Charlemont ou de Chauderlot, et vous aurez un aperçu de ce que la boxe française peut faire produire au système musculaire. La tête, le tronc, les membres, tout s'agite dans cet ensemble si varié de mouvements que d'habiles maîtres ont combiné pour la plus grande sûreté de la défense personnelle. La boxe n'a pas assez d'adeptes. Les gens de bonne éducation la dédaignent (1)...

(1) Nous supprimons ici la boxe anglaise, parce qu'il nous paraît que le véritable courage ne consiste pas à donner et à recevoir des horions.   Dr B.

M. Paz déplore l'indifférence qu'on manifeste dans une grande partie de la France pour la lutte. Cet exercice est resté en honneur dans diverses régions du Midi. Les Sociétés de gymnastes feraient sagement de le généraliser.

La natation aussi doit prendre place parmi les déploiements d'activité les plus utiles au corps. A cet exercice s'acquièrent souplesse et force. On y gagne surtout une confiance qui prédispose aux actes de dévouement.

La gymnastique est incomparable comme stimulant des forces morales. En accroissant la puissance musculaire, elle rend l'homme capable d'entreprises qu'il n'oserait pas affronter s'il se sentait faible, elle entretient une mâle assurance et suscite aussi la générosité de cœur qui grandit toujours en raison de l'intensité du rayonnement de la vie physique. L'antique légende d'Hercule est un symbole profond. Le héros de la mythologie grecque était constamment prêt à se dévouer, parce qu'il se sentait organisé pour ne reculer devant aucun péril.

M. Paz termine son livre en demandant la création d'une école normale de gymnastique qui forme des professeurs des deux sexes en vue de la diffusion de l'enseignement. Cette institution nous manque, et seule elle permettrait la propagation de méthodes rationnelles conçues de manière à tirer le meilleur parti de la pratique. Ce progrès est trop nécessaire pour ne pas être réalisé à son heure. On le voit, M. Paz entend préparer des professeurs des deux sexes ; il croit, en effet et avec raison, que la gymnastique est aussi utile aux femmes qu'aux hommes. Les exercices corporels intelligemment compris n'ont pas seulement pour objet la culture de la force, ils tendent aussi à développer la beauté en modifiant les formes défectueuses, en améliorant la santé, en épurant la grâce. Chez les anciens, les femmes aussi bien que les hommes étaient reçues dans les gymnases.

L'ouvrage de M. Paz est instructif et agréable, il attache et il persuade ; ses conclusions s'imposent comme les conséquences d'une démonstration péremptoire. Il serait difficile de résister à l'accent de cette conviction passionnée qui s'exprime avec chaleur et prend ses appuis dans l'expérience, dans la science et dans la raison.

Saint-Herem.

Comme on le voit, l'esprit humain est

un esprit guerrier — malgré que Cicéron ait dit : *Cedant arma togæ.* Ce n'est pas que les avocats manquent de nos jours : ils sont plus nombreux et tout aussi bavards qu'autrefois. Mais enfin, la situation étant donnée, il faut la subir. Et en fait, n'est-il pas juste que la défense de tous appartienne à chacun. Le remplacement, c'est la glèbe militaire dans ce qu'elle a de plus injuste. Au moyen âge, on se rachetait du sang par l'argent : aujourd'hui, c'est l'impôt du sang dont on s'exonère en payant.

Dans un autre ouvrage, nous ferons connaître notre système de *belligérants,* car pour défendre son pays il faut en avoir le droit. Dans la guerre franco-allemande de 1870-71, on a vu le sort fait aux francs-tireurs. Nous ne les excusons pas, car la guerre ne doit pas être une chasse à l'homme, mais l'accomplissement du plus saint des devoirs.

En peu de mots, voici notre système : Une armée d'État, c'est-à-dire exigeant une éducation militaire complète — comme pour les fonctions civiles d'ingénieur, d'avocat, de médecin — comprenant les différentes armes — et dont les simples soldats auraient déjà rang de sous-officier, de manière à pouvoir être versés dans la nation armée — quelle que soit la dénomination qu'on voudra lui donner. La nation armée, comprenant tous les individus valides de dix-huit à quarante ans, aurait cet avantage de couvrir tous les points du pays de baïonnettes vivantes, de manière que l'envahissement du territoire deviendrait impossible.

Nous nous bornons à ce simple exposé, pour en revenir à l'influence de la gymnastique sur la longévité.

En toute démonstration, rien de tel que l'exemple. — On demandait à un philosophe ancien de prouver le mouvement : Il marcha. La preuve était faite.

Dans l'antique Grèce, la gymnastique était un devoir et un culte dont les jeux olympiques étaient la consécration. Chez nous, au contraire, la gymnastique semble être un métier de bateleurs — on cultive l'esprit aux dépens du corps. — Est-ce pour cela qu'il y a tant de fruits secs ?

Nous avons déjà fait connaître l'importance des actions musculaires pour la production de la chaleur et de l'électricité animales : or, c'est par ces deux fluides que tous nos organes sont vivifiés ; le sang et les nerfs n'en sont que les véhicules, comme les fils de nos télégraphes. Il faut donc entretenir ce mouvement, afin que nos tissus restent souples et prompts à l'action. L'action, c'est la validité du corps et de l'esprit, d'après le précepte antique : *Mens sana in corpore sano.*

Mais il ne faut pas perdre de vue que la gymnastique exige une grande dépense de forces vitales et par conséquent qu'il ne faut pas en abuser. Afin d'augmenter la tonicité et la contractilité musculaires, il est bon de prendre quelques granules de strychnine ou de brucine. (Voir plus haut.)

APPLICATIONS

DE LA

MÉTHODE DOSIMÉTRIQUE

A NOS RACES DOMESTIQUES

EMPLOI DE L'ARSÉNIATE DE STYCHNINE POUR ENTRETENIR LES FORCES ANIMALES.

Conférence faite au Congrès agricole de la Flandre orientale, le 17 juillet 1875.

Messieurs,

Le sujet que je vais avoir l'honneur de traiter devant vous, est de la plus haute importance. Il s'agit d'entretenir les forces animales par un moyen simple et naturel, dont l'expérience m'a permis de reconnaître l'efficacité.

Je ne vous apitoierai pas sur le sort de

nos animaux domestiques, notamment de nos chevaux. C'est affaire de la loi d'empêcher ces abus, contre lesquels les sociétés de protection se sont élevées en vain.

Je dirai : « Rendons nos animaux plus forts, afin qu'ils puissent mieux endurer la fatigue et nous rendre plus de service. » Ce sera de la charité bien entendue, puisqu'elle tournera au profit des propriétaires eux-mêmes.

Dans l'état de nature, les animaux — différents en cela de l'homme, pour qui la vie de nature n'existe pas étant doué d'intelligence — les animaux puisent leur vigueur dans un air vif, une nourriture appropriée à leur constitution. Ils ne font d'autres dépenses de forces musculaires que celles que réclament leurs besoins. La consanguinité chez eux est fort rare, les petits abandonnant les parents dès qu'ils peuvent se suffire à eux-mêmes.

La domesticité à laquelle nous avons soumis certains d'entre eux, c'est tout le contraire de l'état de nature ; aussi l'abâtardissement des espèces est tel, que nous avons peine à reconnaître les races primitives.

Les comices agricoles voudraient vainement s'opposer à cet état de choses : il est d'ordre (ou plutôt de désordre) social. La civilisation a ses nécessités, que nous devons chercher à amoindrir dans la mesure du possible.

Tel est le but de la communication que je vais avoir l'honneur de vous faire.

— Il s'agit du moyen d'entretenir et d'augmenter les forces animales.

On se tromperait grandement en croyant qu'il suffit d'une forte alimentation pour entretenir un animal dans la plénitude de ses forces : une nourriture trop excitante ne fait souvent que l'énerver. C'est plutôt à l'innerver qu'il faut s'attacher. Or, je vous dirai, sans autre préambule — car votre temps vous est précieux — qu'il y a pour cela un moyen infaillible : l'arséniate de strychnine, puisqu'on agit ainsi, en même temps, sur le sang et les nerfs, ces deux facteurs de la vie. L'action de l'arsenic sur le sang et, par conséquent, sur la nutrition, est connue depuis longtemps : les animaux auxquels on en donne ont plus d'haleine, leur poil est plus brillant; aussi a-t-on eu recours à ce moyen dans les affections cutanées avec anhélation. Si l'on a vu survenir, dans quelques cas, de l'œdème, c'est à cause des doses énormes auxquelles quelques vétérinaires poussent ce médicament héroïque.

Dans les contrées élevées de l'Europe, les habitants sont devenus arsénicophages par instinct, pour suppléer par la vivacité du sang à la raréfaction de l'air atmosphérique.

On connaît également l'action anti-miasmatique de l'acide arsénieux. Dans la guerre de l'indépendance américaine, les Anglais virent hommes et bêtes succomber, jusqu'à ce qu'ils eussent eu recours à l'arsenic. C'est depuis cette époque que les liqueurs arsenicales, notamment celles de Fowler et de Pearson, eurent la vogue.

L'arsenic est encore un modificateur de la tuberculose, à laquelle tant d'animaux domestiques — comme, hélas ! aussi nos ouvriers de fabriques — succombent.

Cette médication est fort ancienne, puisque déjà Pline en parle. Il est certain que toutes les maladies désignées autrefois sous le nom de *maladrerie*, et qui sont dues à une dépuration insuffisante du sang, sont avantageusement modifiées par l'arsenic. Aussi l'action favorable de cet agent sur le sang, et subsidiairement sur la nutrition, ne sau-

rait être mise en doute. Il en est de même
de l'action de la strychnine sur les systèmes nerveux et musculaire, auxquels
elle imprime une grande tension. —
Aussi s'en sert-on en médecine dans les
cas d'insuffisance nerveuse et de para-
lysies. Si cette action peut aller jusqu'au
tétanos, c'est que le remède a été mal
appliqué ou à trop fortes doses.

J'en prends habituellement 4 milligrammes — le soir — afin de parer aux
dépenses nerveuses que nécessite ma vie
militante. Je puis donc en parler personnellement. Voici les effets produits :
On sent tous les muscles se contracter
avec plus de force. L'action commence
par les muscles de la mâchoire, puis
s'étend aux muscles de la nuque, d'où
elle descend à toute la colonne vertébrale. On a la tête dégagée, preuve
qu'elle ne s'engorge pas ; et toutes les
fonctions d'assimilation et de désassimi-

lation se font avec plus de régularité et d'énergie. On respire profondément et le pouls est à la fois ample et calme.

Vous voyez, Messieurs, où je veux en venir; c'est-à-dire à restituer à nos animaux leur énergie vitale, en leur faisant prendre — chaque fois qu'ils baissent en forces et que leur appétit diminue — quelques granules d'arséniate de strychnine (6 à 8) dans un peu de miel et de son. Restituer à l'animal sa vigueur musculaire, c'est doubler, tripler sa valeur, en tant que production de forces; c'est également augmenter sa valeur vénale en le conservant bien en chair. On active ainsi les foyers de calorification et d'innervation. On évite également ainsi les maladies provenant de l'insuffisance nerveuse, qu'on confond trop généralement avec les congestions actives, et pour lesquelles on fait des déplétions sanguines outre mesure. Ainsi, rien de plus fréquent, chez le cheval, que la stupeur cérébrale : on croit la pauvre bête endormie et on veut la ranimer à grands coups de fouet. Quelques granules d'arséniate de strychnine rempliraient mieux ce but.

Beaucoup de chevaux sont poussifs, parce que les mouvements respiratoires sont insuffisants. Ici encore la strychnine donne plus d'énergie au soufflet thoracique.

Vous parlerai-je des ballonnements de ventre, des obstructions auxquels nos grands animaux sont si sujets? Quelques granules d'arséniate de strychnine lèveront l'obstacle, alors que les éthers et les drastiques l'augmenteraient. S'il y a de violentes coliques, à la strychnine on ajoutera l'hyosciamine, jusqu'à effet sédatif, tous les quarts d'heure, 5 à 6 granules à la fois.

On a pensé — et moi-même j'ai eu

d'abord cette crainte — que les granules sous un si petit volume seraient insuffisants pour les grands animaux; mais depuis que des expériences ont été faites, je puis affirmer que ces craintes n'ont pas de raison d'être.

Messieurs, il ne saurait être question ici de panacée, mais d'un traitement rationnel, physiologique.....

Je me résume en disant : que l'arséniate de strychnine est l'incitant vital par excellence. Cette panacée de longue vie, cherchée par Paracelse, il aura été donné à notre époque de la réaliser; et mieux que tous les préceptes des philosophes, elle permettra d'atteindre le terme que la Providence a assigné à chaque être vivant. N'allons donc pas à l'encontre de ses intentions en abrégeant notre propre existence et celle des animaux, dont nous nous sommes assuré les services, non pour en abuser, mais pour les rendre le moins pénibles possible.

Rien ici-bas ne dépend du hasard : tout est réglé par des lois sages et constantes, dont nous ne devons pas nous écarter, parce qu'alors leur nullité serait le fait de notre propre faute. La durée de l'existence est réglée par le temps de la croissance ; mais nous anticipons sur cette dernière. C'est pourquoi il y a si peu de nos grands animaux domestiques qu'on laisse arriver à cette période de maturité où ils pourraient nous rendre de réels services. Nous escomptons les forces, sans nous inquiéter si l'intérêt absorbe le capital. Eh bien ! c'est parce que ces animaux sont employés trop jeunes qu'il faut leur donner les incitants vitaux ; par conséquent, l'arséniate de strychnine, dont je viens d'avoir l'honneur de vous exposer les effets physiologiques. Ce n'est pas sans motifs que Moïse a nommé le sang : *Ame de la chair,* et Bordeu une : *Chair coulante*. Le proverbe : « La chair fait la chair » n'est pas absolument juste, puisque ce n'est pas ce qu'on mange qui nourrit, mais ce qu'on s'assimile. Voilà pourquoi il faut, avant tout, tenir la vitalité à hauteur : l'inciter quand elle s'affaiblit et la relever quand elle tombe ; et cela par des moyens qui produisent, non une excitation du moment, mais une incitation durable, en faisant jaillir la vie des organes, comme l'eau jaillit du sol quand on lui donne une issue. Ce sont ces effluves de chaleur et d'électricité animales qui constituent la vie dans ce qu'elle a de manifeste pour nous. Malheureusement, nous ne faisons qu'épuiser la vitalité, comme un sol qu'on fait produire outre mesure : un jour vient où toute végétation périt. Il en est de même pour nos animaux, auxquels nous donnons une nourture échauffante, par exemple des déchets de grains — ou drêches — imprégnées de matières alcooliques. — Les chevaux qu'on nourrit presque exclusivement d'avoine (souvent avariée) afin d'en obtenir plus de travail, s'échauffent et s'épuisent rapidement par ce régime excitant. Ce qu'il leur faudrait, ce serait une nourriture rafraîchissante; mais on les surmène tellement, qu'une telle nourriture ne les soutiendrait point. Cet état de choses ne pouvant être changé et « le cheval devant mériter son avoine », il faut introduire dans son régime l'arséniate de strychnine, afin de mettre son organisme dans un état de tension convenable.

Ce serait surtout l'État qui bénéficierait de cette mesure, à cause de la réduction de la mortalité parmi les chevaux de remonte. En voyant un régiment de cavalerie légère passer, on a peur que les chevaux s'effondrent tant ils sont grêles de formes. Ce qui leur manque, c'est la *chair* et le *sang*. Mais, dira-t-on, n'a-t-on pas le sport? Singulier moyen d'améliorer la race chevaline que de l'efflanquer! Parcourez les rues de nos villes populeuses : à chaque instant vous verrez une maigre haridelle, attelée à un phaéton boiteux; elle expie misérablement par des coups de fouet sa gloire éphémère. Nous ne voulons pas abolir le sport; nous voulons, au contraire, le rendre digne de son but, en donnant les moyens d'améliorer réellement ses produits; au lieu de squelettes vivants dont on entend craquer les os et qui arrivent premier, haletants et à bout de forces sous les sanglements (?) de jockeys étiques — de fournir des coursiers vraiment dignes de ce nom et qu'on peut multiplier comme race. — Comprend-on le mot « pur sang », quand le sang fait défaut?

Messieurs, je m'aperçois, à l'attention

que vous voulez bien me prêter, que le
sujet vous intéresse. Eh bien! faites que
ce congrès, réuni ici pour faire progresser
les sciences agricoles, réponde à son but.
Examinez attentivement ce que je viens
d'avoir l'honneur de vous dire; ne faites
pas d'une question de fait une question
d'amour-propre : parce qu'elle vous est
proposée par un homme qui n'est pas de
la « partie », ou plutôt faites attention
que cet homme a longuement vieilli
dans la carrière médicale, et que c'est
avec un regain de verdeur — qu'il doit à
la mise en pratique des idées qu'il vient
de vous soumettre — qu'il vous dit :
« Faites comme moi. » Il serait absurde,
en effet, de vouloir faire faire à d'autres
ce qu'on n'aurait pas voulu ou osé faire
pour soi-même. Si je prêche les maximes
de longévité, c'est que je les pratique sur
moi-même. J'ai rappelé tout à l'heure
Paracelse; mais le fameux alchimiste est

mort à quarante ans — on dit dans une orgie de cabaret. — C'est qu'il n'a pas su régler sa vie, ou plutôt qu'il a eu le fanatisme de son « arcane ». Son « élixir de longue vie », on n'en a jamais connu la composition; mais je suis tenté de croire que c'était une préparation métallique; car on sait que c'est lui qui a introduit les composés chimiques en médecine. — Je n'insiste pas sur cet argument, craignant que vous le croyiez pour les besoins de la cause que je défends. Vous jugerez si, d'après les raisons que je viens de vous donner, le moyen que je propose est digne d'être pris en considération, comme je vous l'abandonne en toute sincérité. (*Applaudissements.*)

QUESTIONS HYGIÉNIQUES

ET ÉCONOMIQUES

AVIS

—

Les articles qui suivent ne sont que de simples indications d'idées qui nous sont personnelles, une sorte de programme que nous nous proposons de développer ultérieurement.

I

LE SCEPTICISME EN MÉDECINE ET SON OBSTACLE A LA LONGÉVITÉ.

La médecine étant une foi, on comprend qu'elle ait ses sceptiques.

Montaigne disait : « Que sais-je? » C'était le doute philosophique; mais, en médecine, le doute c'est souvent la mort. Aussi les médecins raisonneurs ont-ils été de tout temps le fléau de leurs malades.

Molière — le grand réformateur, non de la médecine, mais des médecins — nous apparaît comme un sceptique. Mais

il ne le fut pas plus dans *Don Juan* que
dans *le Malade imaginaire*.

Un jour, Louis XIV — qui aimait à
l'entretenir — lui demanda : « Que vous
fait votre médecin ? » — « Sire, répondit
Molière, nous raisonnons ensemble ; il
m'ordonne des remèdes ; je ne les fais
point, et je guéris. »

C'était avoir du courage, vis-à-vis du
grand Roi qui aimait à se faire dro-
guer. Il n'est pas dit que le *Malade ima-*
ginaire ce ne fut lui.

Le fait est qu'avec son bon sens ordinaire, Molière avait senti le vide de la
médecine de son temps, et il pensait
— comme beaucoup d'allopathes de nos
jours — que rien faire, valait encore
mieux que mal faire. Il avait son médecin, nommé Mauvilain ; celui-ci, frappé
par la Faculté pour ses *erreurs* de doctrine, était un novateur, partisan des
remèdes *hardis,* habile du reste et beau

parleur. Molière n'était pas allé à lui du premier coup ; il avait commencé par les médecins officiels — ceux du roi et de la cour ; puis, voyant qu'ils ne pouvaient rien, il s'était adressé à un autre, qui pensait et agissait tout autrement. (MAURICE RAYBAUD, *les Médecins du temps de Molière.*)

Malheureusement, Mauvilain n'était pas plus capable qu'aucun autre, de guérir Molière de l'affection qui devait le conduire au tombeau. Celui-ci s'était aperçu trop tard, du proverbe : « Si jeunesse savait ; si vieillesse pouvait ! » et sans être vieux d'âge — il avait à peine cinquante et un ans quand il mourut — il eut les infirmités d'une vieillesse prématurée. Son esprit, si solide, en fut affecté, et il était devenu hypocondriaque. Ainsi son scepticisme était de la désespérance. C'est l'histoire des sceptiques en général. Quant à ses farces antimédicales, il faut

les prendre pour ce qu'elles sont —
et nous sommes persuadé que les médecins d'esprit, ses contemporains, en
ont ri tout autant que nous. — On a dit
que les médecins appelés à ses derniers moments ne voulurent point le
voir. C'est une sottise — sinon une calomnie.

Mais si le scepticisme en médecine
est souvent de la désespérance, c'est également de l'impuissance, et il faut espérer qu'avec la dosimétrie la foi médicale
renaîtra. On ne verra plus alors ce triste
spectacle de malades luttant contre la
mort, sans qu'on fasse rien pour au
moins les soutenir dans ce combat suprême, « parce qu'il n'y a plus rien à
faire ». Un grand médecin (Piorry) a
dit : « Il y a toujours quelque chose à
faire tant qu'il y a souffle. Et quel triomphe, quand on parvient à arracher sa
proie à la mort! » Ce sont là des joies

que les médecins dosimètres goûtent souvent.

Voici ce que nous écrivait le docteur Landur — un dosimètre à demi convaincu — qui se laissa mourir — comme Molière — parce qu'il n'eut pas le courage de s'appliquer à lui-même ce qu'il prescrivait à ses malades :

Paris, 14 février 1872.

Très honoré Confrère,

Je suis en retard avec vous. Je n'ai pas répondu à votre lettre, pensant avoir le plaisir de vous voir à Paris. J'ai des critiques, des communications et des questions à vous faire. Pour les critiques, j'attendrai que vous veniez à Paris.

Voici quelques observations que vous pouvez insérer dans le *Répertoire*.

J'ai, suivant votre doctrine, donné, un soir, en une heure, 5 milligrammes de strychnine dans un cas désespéré d'érysipèle de la face : plus de pouls, agonie apparente. J'ai appris, à ma grande surprise, le lendemain, que la malade n'était pas morte.

La même dose de strychnine, administrée en un jour, m'a donné un succès relatif, dans un cas d'asthme essentiel. C'est conforme à ce que vous avez déjà publié.

Dans un cas d'asthme symptomatique, tenant à une maladie du cœur, la même médication continuée n'a rien produit.

Très bons effets de la quassine, à la dose de 8 granules par jour, dans la dyspepsie des phtisiques.

. . . . (1)

Dr LANDUR.

On voit que cette lettre est d'un homme qui doute encore et qui cherche sa route de Damas. Combien d'autres se trouvent dans le même cas; mais combien d'autres l'ont trouvée! N'est-ce pas remarquable, dans le siècle sceptique où nous sommes, que la doctrine nouvelle

(1) Les observations qui suivent sont purement scientifiques.
Dr B.

se soit répandue partout comme une traînée de poudre, faisant de nombreux adeptes dont la foi ne s'est pas ralentie un seul instant ? Qu'on consulte le *Livre d'or de la médecine dosimétrique,* et on y verra la preuve de ce que nous avançons. Nous avons converti les médecins — du moins tous ceux qui pouvaient l'être. — Reste maintenant à conquérir celui qui a plus d'esprit que Voltaire, Monsieur Tout le monde. — C'est le but que nous nous sommes proposé.

II

INFLUENCE DE L'HYGIÈNE SUR LA LON-
GÉVITÉ.

Au moyen âge, la vie moyenne attei-
gnait à peine quatorze ans—aujourd'hui,
cette moyenne va à quarante ans; et
cependant nos ancêtres étaient plus forts
que nous. D'où venait cet excès de mortalité? Évidemment du peu des soins
apportés à l'hygiène tant publique que
privée.

Au moyen âge, habitations, vêtements,
aliments, tout était grossier, comme les
mœurs et les lois. Aussi le triple fléau:

la peste, la guerre et la faim, régnait en permanence. Si ce fléau n'a pas disparu de nos jours, cela tient aux mêmes négligences.

Il faut donc, pour que notre état social soit réellement hygiénique :

1º Rendre la guerre aussi rare que possible ;

2º Débarrasser les choses de l'hygiène de toutes entraves ou embarras ;

3º Améliorer l'hygiène publique et privée.

Comment arriver à ce résultat ?

1º En rendant la guerre sinon impossible, du moins peu attrayante, par la force même (C'est peut-être ainsi que le prince de Bismarck entend le principe : « La force prime le droit. ») ;

2º Par la liberté complète du commerce ;

3º Par de bonnes lois de police urbaine.

On a beau traiter cela d'utopie — nous y marchons. Ne nous plaignons donc pas de la dépense.

Les armées deviendront internationales, c'est-à-dire pour se tourner contre celui qui, se croyant le plus fort, voudrait troubler la paix générale.

Les idées de libre-échange finiront par se généraliser par l'excès même des privations.

Les villes et les demeures s'assainiront quand ce ne serait que par spéculation. Gand — où Charles-Quint prétendait mettre Paris — était, il y a quelques mois à peine, devenu inhabitable pour sa population ouvrière. Ses quartiers populeux étaient des labyrinthes où l'habitant paisible n'osait s'aventurer. Il fallut bien se décider à les assainir. L'administration communale contracta avec une compagnie immobilière pour une expropriation en bloc — et quand ces bouges

furent ouverts au grand jour sous la
pioche du démolisseur, on recula épou-
vanté à la vue de tant de sordidité et on
s'étonna que des créatures humaines
eussent pu y vivre. Aujourd'hui ces quartiers — largement coupés — sont le centre
d'un commerce élégant — et le résultat
financier aura été bon pour la ville et
pour la société. — Voilà, peut-on dire,
une bonne spéculation. Cela vaut, au
moins, l'incendie de Rome aux accords
de la lyre de Néron.

Pourquoi toutes les grandes villes
n'imiteraient-elles pas cet exemple?
Ainsi, à Paris, il y aurait des millions à
réaliser par la démolition des quartiers
où grouille une population immonde.

Mais il est bien entendu que des habitations ouvrières saines devront rempla-
cer les habitations malsaines détruites.
Sous peu il y aura un commencement
d'exécution de ce projet, puisque une

partie des fortifications va être reculée.

Donner à l'ouvrier un logement sain et à la portée de ses moyens, n'est pas impossible. Il faut l'intéresser dans sa demeure, et pour cela constituer des sociétés immobilières, auxquelles il puisse prendre part comme actionnaire, au lieu de vouloir en faire un propriétaire impossible.

Nous ne faisons qu'indiquer ici ces questions, comptant les développer dans un ouvrage spécial, si l'âge nous en laisse le temps. — Nous avons foi en la dosimétrie.

III

INFLUENCE DES MALADIES INFECTIEUSES ET CONTAGIEUSES SUR LA LONGÉVITÉ.

Jenner et Pasteur.

Le commencement et la fin du xixe siècle auront vu deux grandes découvertes, reposant sur le même principe, l'antagonisme des virus : nous voulons parler de la préservation contre la petite vérole par le vaccin, et de la préservation contre la rage par le virus rabique.

Par la première de ces découvertes, Jenner a immortalisé son nom ; par la seconde, Pasteur aura laissé une renommée que la postérité confirmera si ses expériences se confirment. On voit que nous ne voulons rien préjuger.

L'histoire de la vaccine est suffisamment connue pour qu'il soit nécessaire d'y insister ici. Disons toutefois que le vaccin de la vache est le virus atténué d'une maladie infectieuse qui, si elle n'est pas la variole, a beaucoup d'analogie avec elle ; avec cette différence cependant, que la vaccine n'est pas contagieuse et que la variole l'est au plus haut degré.

Voilà pourquoi l'inoculation du virus varioleux, qui précéda la vaccine, avait ce grand inconvénient que, tout en donnant aux individus inoculés une variole discrète, se bornant à quelques boutons, sans fièvre, ces individus répandaient autour d'eux la contagion et donnaient ainsi lieu à des épidémies meurtrières.

On sait que l'inoculation ou l'ense-

mencement variolique est venu de l'Extrême-Orient, d'où il a été apporté à
Constantinople. Lady Montagu, femme
de l'ambassadeur en cette capitale, l'intro-
duisit à Londres, après avoir fait inoculer ses deux enfants. Nous disons l'ense-
mencement, parce qu'il se pratiquait au
moyen de boutons de variole desséchés,
réduits en poudre fine, qu'on semait sur
différents points de la peau : les bras, la
partie interne des cuisses ou dans les
narines, après avoir enlevé l'épiderme,
soit par frottement, soit par un vésica-
toire. On prenait ensuite la lymphe des
boutons qui avaient levé, pour les inoculer à d'autres individus. Ainsi que
nous le disions tout à l'heure, ces boutons
étaient très contagieux, non seulement
par contact direct, mais par l'atmosphère
répandue autour des varioleux.

Catherine II, voulant introduire l'inoculation en Russie, donna l'exemple en

se faisant inoculer, elle et son petit-fils
— depuis Paul Ier — et pria la Société
royale de Londres de lui envoyer un de
ses membres pour procéder à cette opération. Le docteur Dimsdale fut chargé
de cette mission et revint chargé d'hon-
neurs et de roubles ; ce qui n'empêcha
que lorsqu'on voulut créer un service
public d'inoculation à Londres, dont il
aurait eu la direction, il s'y refusa, en
bon Anglais, faisant valoir le danger des
inoculations au milieu d'une population
aussi nombreuse. Catherine II, qui était
une femme intelligente, avait prévu le
cas en instituant des hôpitaux spéciale-
ment pour les inoculés — ce qui n'eût pu
se faire en Angleterre, à cause de la
liberté individuelle ou *habeas corpus*.

Voilà où on en était quand un modeste
médecin de campagne, Jenner, fit sa
découverte. Il pratiquait à Berkley, vil-
lage du Glocestershire, pays de pâtu-

rages, comme la Hollande, où les métairies s'occupent de l'élevage des bestiaux et de la fabrication du fromage. Jenner avait remarqué que les filles et garçons de fermes employés à traire les vaches, gagnaient des boutons aux mains, surtout entre les doigts, et par ce fait étaient indemnes de la variole qui, à diverses époques de l'année, régnait endémiquement dans le pays. Ce fut pour Jenner un trait de lumière : cependant, il ne fit pas connaître immédiatement sa découverte, voulant d'abord la confirmer par ses expériences. Il inocula donc plusieurs enfants, qu'il fit coucher avec d'autres enfants atteints de variole ; aucun des premiers ne prit la maladie. Il répéta l'expérience sur son fils cadet ; le résultat fut le même, tandis que son fils aîné, qu'il avait inoculé, fut atteint d'une variole confluente ; preuve que le virus variolique inoculé ne donne pas une préservation absolue. Ce fait une fois acquis, il publia son mémoire.

Ce fut une révélation stupéfiante. Aussi on comprend quel désarroi elle jeta parmi les fauteurs de l'ancien régime. Heureusement que la Société royale de Londres, mieux avisée, appela l'attention du gouvernement sur cette importante découverte. Le Parlement lui vota un demi-million de francs comme récompense nationale — ce qui n'empêcha point les vaccinophobes de poursuivre Jenner de leurs diatribes furibondes. (Voir notre ouvrage : *Histoire générale de la vaccine.*)

C'est le sort qui attend les inventeurs — souvent avec la misère en plus.

Nous voici maintenant arrivé à Pasteur.

On sait combien la rage inspire de terreur—au point que rien que la crainte du mal peut déterminer un état névrosique analogue à la rage même et également contagieux — ce qui prouve que c'est un mal spontané. On recule devant le terme *spontané,* parce qu'on veut que tout ce qui naît ait un germe. Mais ce germe a dû se former une fois; pourquoi n'en serait-il pas de même pour les germes subséquents, dans des conditions analogues ? Mais laissons là cette question d'origine, pour ne nous occuper que du virus rabique formé.

S'inspirant de la découverte de Jenner, Pasteur s'est dit que ce virus pouvait être transformé en vaccin par une culture appropriée; de même que le vaccin de la vache semble être une variole mitigée par son passage à travers l'organisme de la vache. — C'était une supposition qu'il fallait convertir en fait. Comment inoculer ce virus à l'homme ? Là commença la difficulté ; mais, en suivant le fil d'Ariane qui devait le diriger dans le labyrinthe où se tenait le minotaure, Pasteur commença par inoculer le virus pris sur des chiens enragés, à des lapins ; puis, s'étant assuré que la localisation du virus se fait par la moelle allongée, il prit des parties de cette moelle de lapins inoculés et en inocula d'autres lapins, qui furent pris des symptômes de la rage. Ce premier point acquis, il procéda par des inoculations successives, en prenant chaque fois de la moelle sur d'autres lapins inoculés, et il arriva ainsi, d'atténuations en atténuations, à n'avoir plus que des résulats négatifs. Il retourna alors ses expériences, c'est-à-dire qu'en prenant des moelles à la première puissance et les inoculant à des lapins qui avaient passé par les inoculations atténuées, il vit que le virus rabique cultivé préserve de la rage, tout comme le vaccin préserve de la variole.

On comprend avec quelle timoréité

Pasteur dut agir dans ses inoculations sur l'homme ; aussi ne faut-il pas s'étonner que les résultats furent souvent douteux — ce qui ouvrit un beau champ à ses adversaires.

Il faut dire maintenant comment il s'enhardit jusqu'à en arriver à une inoculation intensive.

Les insuccès avaient eu lieu particulièrement sur 19 Russes, traités au laboratoire de la rue d'Ulm, et dont 3 étaient morts (soit 16 p. c.).

Cette proportion considérable du nombre des morts au nombre des mordus par un loup enragé inquiéta beaucoup M. Pasteur. Il l'expliqua par le nombre des morsures du loup comparées à celle que fait habituellement le chien, et en second lieu par la région du corps où se trouvaient les morsures dont la plus grande partie étaient faites à la face ou dans les parties voisines : mais cette explication, si vraisemblable qu'elle fût, laissait toujours subsister de graves inquiétudes sur le sort réservé aux 16 autres Russes mordus.

Dans la dernière communication faite récemment à l'Académie des sciences et à l'Académie de médecine, l'illustre savant indique la tentative qu'il fit alors, et qui le conduisit à une amélioration capitale de sa méthode de vaccination. On sait que cette méthode consistait d'abord à inoculer successivement, à un jour d'intervalle, le virus de la moelle épinière de lapins morts de la rage depuis quatorze, treize, douze..., quatre jours, quelquefois depuis trois jours : on n'osait pas alors inoculer des virus frais de lapins morts la veille ou l'avant-veille. C'était, on le voit, une méthode de vaccination caractérisée : 1º par la faiblesse relative des virus employés ; 2º par la lenteur du traitement.

Poursuivi par la crainte de voir mourir les 16 Russes qui restaient, M. Pasteur se décida à modifier sa méthode. « Nous
» souvenant, dit-il, que tous les chiens
» que j'avais vaccinés avec succès avaient
» reçu, en dernière inoculation préser-
» vatrice, une moelle virulente extraite
» le jour même, et que le premier vac-
» ciné, Joseph Meister, avait terminé
» son traitement par une moelle extraite
» de la veille, nous avons fait subir un
» second et un troisième traitement
» aux 16 Russes qui restaient, en allant
» jusqu'aux moelles les plus fraîches,
» celles de quatre, de trois et de deux
» jours. » Ainsi on multipliait le nombre des traitements et on augmentait la virulence des virus employés.

Cette modification fut efficace : à l'heure qu'il est huit mois après le traitement, les malheureux qui avaient été si cruellement atteints sont tous très bien portants. D'autre part, de nouvelles observations conduisirent M. Pasteur à activer encore le traitement et à se servir même de moelles virulentes toutes fraîches dans les cas de morsures à la face ou pour les morsures multiples et profondes sur les parties nues du corps. C'est ainsi que, sur les 1,700 Français traités pendant la première année (1885-1886), 6 enfants de deux à onze ans, grièvement mordus, n'avaient pu être sauvés par le traitement simple primitif; mais, à partir du mois d'août dernier, 10 enfants du même âge que les précédents et mordus dans les mêmes conditions ont été préservés par le nouveau traitement rapide et intensif : du moins il y a de soixante-deux à quatre-vingt-cinq jours qu'ils ont été mordus, et on peut les considérer comme sauvés.

Après une année entière d'expériences portant sur un nombre de personnes qui s'élevait à plus de 2,300 (Français et étrangers) au 1er octobre dernier, voici maintenant comment M. Pasteur traite les mordus.

Le traitement varie suivant l'ancienneté des blessures, leur nombre, leur siège, et suivant qu'elles ont été faites sur des parties nues ou recouvertes par les vêtements ; on comprend en effet que, dans ce dernier cas, la morsure présente moins de gravité, une partie du virus pouvant rester dans le vêtement que les dents de l'animal enragé ont dû percer avant d'arriver à la peau.

Pour les petites morsures à travers les vêtements, le traitement dure dix jours. Le premier jour, on fait trois inoculations avec des moelles de douze, onze et dix jours de date ; le deuxième jour, trois inoculations avec des moelles de neuf, huit et sept jours ; le troisième jour, trois inoculations avec des moelles de six, cinq et quatre jours. Le quatrième jour, on n'opère plus qu'une inoculation avec une moelle de trois jours; le cinquième, une autre avec de la moelle de deux jours; le sixième, une autre avec de la moelle d'un jour. Les septième, huitième, neuvième et dixième jours, on recommence une série en faisant une inoculation de moelles de quatre, trois, deux et un jour.

Pour des blessures faites sur des parties découvertes du corps autres que la face, on fait le traitement précédent, puis, après quelques jours de repos, un nouveau traitement de quatre jours pendant lesquels on inocule des moelles de quatre, trois, deux et un jour.

Enfin, dans le cas de morsures à la face, à la tête, au cou, à la nuque, ou bien lorsque les personnes mordues, arrivent tardivement, on leur applique le traitement en renouvelant plusieurs fois le traitement de quatre jours dont on vient de parler à trois ou quatre jours d'intervalle, et cela pendant cinq à six semaines.

Cette nouvelle méthode de vaccination donne, depuis deux mois qu'elle est appliquée, des résultats merveilleux ; mais, si nous nous en tenons même à ceux qui ont été obtenus avec la méthode primitive, on peut affirmer que la vaccination antirabique est fondée et bien fondée. En effet, en considérant le nombre des personnes mordues avant le 1er août dernier, et dont par suite le sort est actuellement fixé d'une manière certaine, on trouve 1,430 personnes mordues par des animaux *dont la rage a été constatée d'une façon positive.* Sur ce nombre, 24 sont mortes, mais il est juste d'en déduire 6 qui n'étaient arrivées au laboratoire que trente jours au moins après la morsure : restent 18 insuccès réels sur 1,430 traitements, c'est-à-dire 12 sur 1,000. Or, d'après les statistiques qui donnaient avant la découverte de M. Pasteur le rapport du nombre de personnes mortes de la rage à celui des personnes mordues, la mortalité, dans les relevés les plus favorables, s'élevait à 160 sur 1,000.

Ces chiffres sont suffisamment clairs par eux-mêmes pour qu'il ne soit nécessaire d'insister, bien qu'ils aient été contestés d'une façon étrange en pleine Académie de médecine.

Il n'est pas nécessaire non plus de rappeler, pour les réfuter, les arguments fantaisistes de ceux qui, au milieu de meetings politico-socialistes, croient devoir déblatérer en longs discours contre M. Pasteur et sa méthode. Ces criailleries, dont on ne peut discerner le motif ni le but, ne sauraient l'émouvoir un seul instant.

Dans une conférence faite récemment
sur ce sujet, M. E. Chautemps disait
qu'actuellement, à toutes les personnes
mordues par des animaux enragés,
M. Pasteur donne l'espérance et, avec
l'espérance, 99 chances de vie contre une
de mort; et il ajoutait : « La vaccina-
» tion variolique n'est pas davantage
» exempte d'insuccès, mais combien la
» méthode de M. Pasteur diffère de celle
» de Jenner! En admettant, ce qui sem-
» ble ne pas être la vérité historique, que
» personne ne l'a devancé dans cette
» voie, Jenner a simplement découvert
» un fait : M. Pasteur, lui, a, de toutes
» pièces, créé une méthode. » On ne saurait mieux dire, et il est permis de penser
et d'espérer que ce ne sera pas la dernière.

D'après ce qui vient d'être dit, on con-
çoit que le nouveau mode de traitement
a nécessité une extension du service de

la rage au laboratoire de M. Pasteur. M. le docteur Grancher, qui depuis la première heure n'a cessé de faire ce service, ne pouvait plus y suffire : MM. les docteurs Terillon, Roux, Chantemesse et Charrin ont bien voulu se joindre à lui pour assurer ainsi le traitement des malades qui arrivent de toutes parts.

Il est à remarquer qu'à la date du 1er octobre dernier, sur 2,323 personnes traitées à Paris, il y avait 740 étrangers venus de tous les pays du monde. Les succès obtenus, constatés par des délégués compétents que M. Pasteur a mis en possession de tous les détails de sa méthode, ont décidé plusieurs gouvernements à fonder des instituts de vaccination antirabique. La Russie en possède six : un à Pétersbourg, un à Odessa, un à Samara, un à Varsovie, deux à Moscou. Il y en a un à New-York et un à Naples. On en fonde un dans ce moment à Milan, à Turin et à Buenos-Ayres. Le nôtre le sera bientôt et il sera dû pour la plus grande partie à la reconnaissance nationale. »

Est-ce à dire, maintenant, qu'on sera pour toujours délivré du fléau dont le nom seul peut donner la mort? Non, sans doute, car la rage c'est l'hydre renaissant sans cesse. Mais du moins on aura un remède contre son évolution. Admettons que sur dix chiens ou loups supposés enragés, il y en ait deux seulement qui le soient réellement, la morsure des huit autres n'en aurait pas moins été dangereuse.

Et puis, n'y a-t-il pas l'effet moral, s'inspirant de la science et non d'un vain fanatisme?

Jenner et Pasteur auront ainsi ouvert la porte à la longévité en diminuant, dans la mesure du possible, le nombre des maladies contagieuses.

IV

MORTALITÉ DES ENFANTS EN BAS AGE.

« Moissonné dans sa fleur, » est un terme poétique malheureusement par trop réel. En France, les décès des enfants en bas âge s'élèvent à 75 p. c. du chiffre de la population infantile. Quoi d'étonnant qu'il y ait dépopulation ? La cause de cette effrayante mortalité peut dépendre d'une faiblesse native ; mais il faut y voir surtout un mauvais mode d'élevage. A défaut du lait maternel, on les bourre d'aliments indigestes. Ajoutons que rien de plus rare qu'une bonne nourrice. Bouchardat est plus dans le sentiment que dans la réalité quand il dit, à propos d'enfants recueillis par la bienfaisance publique : « Ne peut-on pas dire que cette facilité tant vantée dans les réceptions des enfants trouvés est une barbare philanthropie, puisqu'elle tend, au contraire, à conduire de pauvres innocents au tombeau ? Il faut par tous les moyens possibles engager les mères à nourrir leurs enfants : pour atteindre ce noble but, il ne faut pas que l'administration craigne de s'imposer des sacrifices en prodiguant des secours aux indigentes qui allaitent leurs enfants. »

Avec la population forte, valide de la campagne, l'allaitement maternel est sans doute plus naturel — nous dirons plus moral — que tout autre mode d'élevage. Mais dans nos villes, combien de jeunes mères sont-elles capables d'atteindre ce noble but ? Toutefois nous ne voudrions pas les décourager. Nous pensons, au contraire, que si la grossesse était bien conduite, c'est-à-dire si l'on disait aux jeunes femmes qui entrevoient déjà les joies de la maternité, que ces joies exigent de leur part des sacrifices, et que, pour celles qui portent les germes de maladies constitutionnelles, on les soumettait à un traitement convenable par les médicaments de la dosimétrie, nous pensons que la plupart de ces jeunes mères pourraient nourrir leurs enfants, et que celles qui sont marquées d'un sceau maladif, non seulement auraient du lait, mais un lait curatif. (Voir plus haut.)

V

LA GOUTTE ET SON TRAITEMENT DOSI-MÉTRIQUE.

La goutte est aux animaux (1) et à l'homme, ce que le suintement est aux murs salpêtrés — et c'est ainsi qu'un traitement de la goutte a consisté dans l'emploi de cataplasmes — dits *anti-goutteux* — qui faisaient sortir des pores de la peau une grande quantité de ma-

(1) Ce sont surtout les volailles renfermées qui en sont atteintes et en meurent fréquemment. On comprend combien un milieu froid et humide doit y contribuer.

Dr B.

tières terreuses, où l'analyse chimique faisait reconnaître principalement des urates de chaux, de soude.

Il en est de même des urines qui se chargent de ces sels, lesquels, étant insolubles, donnent lieu à des graviers ou à des calculs uratés.

La cause principale des accès de goutte est une vie trop sédentaire et l'habitation d'un lieu froid et humide — et puisque nous avons comparé le goutteux à un mur salpêtré qu'il faut assécher, le traitement de la goutte doit consister dans une forte ventilation ou évaporation, par une vie active et sobre. Mais comme ce serait pour beaucoup de goutteux le supplice de Tantale, il y a moyen d'y suppléer par l'hygiène thérapeutique, c'est-à-dire l'emploi journalier du sel de magnésie (Poudre rafraîchissante, Sedlitz) et en prenant de temps à autre quelques granules de quassine et de digitaline, pour achever la digestion et la diurèse ou sécrétion urinaire. (Voir plus haut.)

VI

INFLUENCE DU TABAC SUR LA LONGÉVITÉ.

En toutes choses, il faut la modération. Voilà pourquoi les antinicotistes n'atteignent pas leur but, qui est la suppression de l'usage du tabac.

Nous pensons, au contraire, que le tabac, par son usage modéré, est plutôt un bien qu'un mal.

On dira que nos ancêtres ne fumaient pas ; mais, par contre, ils buvaient en proportion.

Le tabac indigène est inoffensif par lui-même. C'est parce qu'il est frelaté, c'est-à-dire mêlé à des sels alcalins, qu'il devient dangereux.

La plupart des centenaires dont nous avons recueilli l'histoire, avaient été fumeurs, mais n'avaient pas fait abus de boissons alcooliques.

Après cela, devenir centenaire en se privant de tout, à quoi bon?

Il y a des privations qui viennent d'elles-mêmes. Rapportons-nous-en à elles, et nous vivrons longtemps (1).

(1) Cela ne doit pas empêcher notre ami Decroix (de Paris) de continuer sa croisade contre l'abus du tabac.

D^r B.

VII

INFLUENCE DE L'ÉDUCATION SUR LA LONGÉVITÉ.

L'éducation est à l'homme ce que la culture est aux plantes et l'élevage aux animaux domestiques — avec un principe immortel en plus : l'âme.

Sous ce rapport, c'est une idée injurieuse — et on pourrait dire impie — que de vouloir faire procéder l'homme des animaux, même les plus parfaits, si on peut appliquer ce mot à quelques ressemblances plus apparentes que réelles.

Jamais un singe n'aura l'idée de se soustraire à la rigueur du climat : tous habitent des pays chauds, où les arbres leur offrent un abri commode et des fruits à leur portée. Il est vrai que certaines peuplades humaines font de même, mais ils ont l'intelligence nécessaire à leurs besoins domestiques. « Aux époques des grandes crues de l'Orénoque — dit Alexandre de Humboldt, dans son *Voyage aux régions équatoriales* — les bouquets des *morichi* à feuilles en éventail (*Mauritia flexuosa*) offrent l'aspect d'une forêt sortie du sein des eaux. Le navigateur, en traversant de nuit le delta, voit avec surprise de grands feux éclairer la cime des palmiers. Ce sont les habitations des Guaranis, suspendues aux troncs des arbres; ils tendent des nattes entre les tiges, qu'ils remplissent de terre, et sur cette couche humide font du feu pour les besoins de leur ménage. »

Les singes n'ont qu'un côté qui les

rapproche de l'homme : leur humeur ba-
tailleuse, leur gourmandise, leur malpro-
preté. C'est la vie sauvage ; mais rien ne
dit qu'on ne pourrait les amener à la
civilisation, s'ils y trouvaient leur goût.
Malheureusement, « civilisation » pour
nous, peuples civilisés, est souvent synonyme de « préjugés ».

Au lieu d'aider nos frères « primitifs »
à améliorer insensiblement leurs qualités
natives, nous voulons les soumettre de
force à nos qualités acquises. Voyez les
Peaux-Rouges du Far-West américain,
si admirablement décrits par Fenimore
Cooper, qui finiront par disparaître,
comme les Aztèques, ces races primitives et cependant civilisées. Les Espa-
gnols, en abordant sur leurs côtes fortu-
nées, y ont apporté leurs maladies et
leurs vices. Cependant, çà et là, ils ont
mêlé leur sang au sang local, et il en est
née une race qui, pour se développer

complètement, n'attend que la chute du préjugé de caste.

C'est par l'éducation que l'homme est perfectible. Pourquoi lui parler de droits avant qu'il connaisse ses devoirs? Donnons d'abord à nos classes ouvrières une bonne situation domestique; rendons-leur la vie matérielle facile — car c'est par là que les socialistes veulent les prendre — et nous en ferons la souche saine et vigoureuse dont nous-mêmes — la classe dirigeante — sommes sortis.

Aujourd'hui la moyenne de l'existence de nos classes ouvrières est à peine de vingt-cinq ans; en les éduquant, nous les ferons rentrer dans la moyenne commune : quarante ans.

VIII

DE L'INFLUENCE DES PROFESSIONS
LIBÉRALES SUR LA LONGÉVITÉ.

Il s'agit ici particulièrement de la profession médicale — un peu plus, un peu
moins d'avocats, importe peu, car ces
messieurs ont plus d'une corde à leur
arc.

La profession de médecin, de pharmacien, peut-elle être libre ?

Nous ne le pensons pas. D'ailleurs, ce
serait sa mort — comme la mort des
malades.

Non que çà et là le contraire n'ait
lieu, mais c'est pour éviter cet abus, que

la loi ne peut se montrer assez sévère sur la collation des diplômes pour l'art de guérir.

Avec la législation actuelle, c'est le monopole universitaire — c'était déjà ainsi au temps de Molière, et sa fameuse réception du *Malade imaginaire* a eu pour but de détruire le droit exclusif de *medicandi, purgandi, saignandi... per totam terram.*

En Angleterre, la profession de médecin est libre; c'est au public à se garantir contre les médicastres; et quant au médecin libre, il n'a aucun recours légal en cas de refus de payement de la part de ses clients — ce qui fait voir que les Anglais sont gens pratiques. Aussi voit-on peu de médecins non diplômés. L'abus provient du droit que des établissements publics et même privés ont de délivrer des diplômes, sans aucune garantie légale.

Dans notre Belgique... libre, la loi permet aux universités de Bruxelles et de Louvain de conférer des diplômes légaux. — C'est le même abus qu'en Angleterre. — Le remède est donc dans la suppression de tout monopole, laissant à l'État — seul responsable — le devoir de veiller sur les garanties qu'exige la santé des malades.

Mais ce devoir serait purement nominal, si à côté on ne plaçait la garantie d'une haute magistrature — comme pour la justice.

Ces médecins — magistrats désignés par leurs pairs et nommés par le gouvernement — seraient inamovibles et leurs décisions sans appel, après des épreuves publiques pour les récipiendaires. Ce serait la capacité sanctionnée par la grande voix de l'opinion publique. Les familles n'auraient plus que l'embarras du choix, car elles sauraient que les médecins auxquels elles accorderaient leur confiance en sont dignes.

Il va sans dire que la longévité se ressentirait favorablement de cette rénovation du corps médical (1).

(1) La liberté de la profession d'avocat présenterait moins de danger que la liberté de la profession de médecin et de pharmacien, la première étant une question d'affaire, la seconde une question vitale : *Be or not to be.*

D^r B.

IX

INFLUENCE DE LA COLONISATION
SUR LA LONGÉVITÉ.

Les anciens avaient, en fait de colonisation, d'autres idées que nous. Quand ils se sentaient mal à l'aise chez eux, une partie de la population — quelquefois une famille — allaient transporter au loin — dans une situation favorable — leur foyer domestique et leurs dieux lares. Petit à petit, ils finissaient par amener à eux les populations environnantes par l'exemple du bien-être. Qu'il y ait eu des luttes, c'était inévitable; mais la civilisation a fini par prévaloir.

Nous devons imiter ces exemples. Malheureusement, ce sont généralement des raisons politiques ou commerciales qui déterminent le choix de nos colonies, et nous n'avons pas assez égard aux conditions physiques ou climatologiques. Voilà pourquoi ces tentatives d'extensions territoriales finiraient par amener la dépopulation des pays colonisateurs, si on n'y prenait garde.

Il est des climats sous lesquels les Européens ne sauraient vivre et travailler. La nature elle-même nous l'indique y ayant fait naître des races qui sont l'opposé de la nôtre. Ainsi l'Africain, par sa constitution physique et même sa constitution morale, est fait pour un climat brûlant. Sa peau, recouverte d'un épiderme épais et d'une sorte de vernis, s'oppose à la pénétration du calorique ambiant. Sa chevelure crépue, huileuse, son crâne épais, met son cerveau à l'abri des insolations. Il n'a pas les sentiments de pudeur qui le forceraient à s'envelopper de vêtements gênants. Cependant il est susceptible de rapports sociaux — la colonie congolaise, à la dernière exposition d'Anvers, nous en a fourni la preuve. C'est donc une pensée généreuse qui a poussé le roi Léopold II de Belgique à se faire le protecteur de ces races primitives.

Ce sera son éternel honneur.

X

INFLUENCE DES CONDITIONS ÉCONOMIQUES SUR LA LONGÉVITÉ.

To be or not to be, comme disait le dramaturge anglais ; c'est-à-dire question de vivre. Tel est le but de l'économie politique, et non le triomphe de certaines doctrines qui sont des rêves d'hommes éveillés.

On s'étonnera un jour que notre état social, à mesure qu'il s'est éloigné de la vie simple et primitive de nos ancêtres, a abouti au paupérisme, au point de faire de la charité publique la première des nécessités. On a voulu ménager certains intérêts en sacrifiant de plus essentiels. L'artificiel a pris la place de la nature, sans y suffire. A côté du luxe, la misère : tel est l'aspect de notre société.

Ce n'est pas ici le lieu d'approfondir ces questions qui tournent au gouffre. Nous dirons cependant qu'en tant que production, il faut chercher, avant tout, celle qui nous donne le pain quotidien. *Da nobis panem quotidianum, et libera nos a malo.* Le poëte latin avait déjà dit : *Male suada fames.*

Mais ne récriminons pas. Cherchons plutôt le remède.

Le remède est dans l'équilibre producteur. C'est parce que nous nous en sommes écartés que nous sommes tombés dans les misères sociales.

Étrange contraste ! Il y avait là... telle localité suffisant à ses besoins : la culture de la terre était son seul souci, et n'étaient les vicissitudes atmosphériques, tout le monde y vivait. La population n'y augmentait pas démesurément, mais se fortifiait, tant au moral qu'au physique. Voilà que tout change ! Non loin de là s'est formé un centre industriel qui a attiré à lui les bras agricoles : la culture de la terre a été négligée pour le travail manufacturier, et la population de ce dernier a augmenté dans d'énormes proportions. Il en est arrivé que les vivres ont renchéri en même temps que le salaire industriel a diminué. De là, malaise, mécontentement et, finalement, grèves.

N'est-ce pas là l'histoire et la clef de notre situation actuelle ? Conclusion : c'est l'industrialisme qui nous perd ; il ne faut donc pas chercher à l'étendre, mais plutôt étendre la culture de la terre. Le prolétariat est la plaie qui nous ronge, d'autant plus que comme les microbes, il se multiplie à mesure de la décomposition sociale.

XI

INFLUENCE DES PROFESSIONS INTELLEC-
TUELLES SUR LA LONGÉVITÉ.

Est-il vrai — comme on l'a dit — que
« la lame use le fourreau », c'est-à-dire,
l'âme le corps?

Pour résoudre cette question, il faut
examiner comment on meurt.

Ainsi que Bichat l'a dit dans ses *Considérations physiologiques sur la vie et la
mort,* nous mourons par la tête, la poitrine ou le ventre. On comprend qu'il
s'agit de la mort accidentelle ou par
maladie, et non de la mort naturelle,

sur laquelle nous nous sommes expliqué plus haut.

C'est donc à éviter les excès de tous genres que nous devons nous appliquer. Disons que, sous ce rapport, ce sont les philosophes qui ont présenté les plus grandes longévités — nous parlons au passé, parce que les hommes qui se livrent exclusivement à la philosophie sont, de nos jours, de rares exceptions. — On ne comprendrait plus un Diogène, sinon pour l'envoyer aux petites-maisons.

Les professions intellectuelles, c'est-à-dire celles qui n'ont pas exclusivement les intérêts matériels en vue, comprennent les hommes de lettres et de cabinet, les artistes peintres, musiciens, acteurs.

Dans la première catégorie, nous trouvons beaucoup d'hommes qui sont arrivés à un âge avancé : on a dit par égoïsme, mais plutôt par isolement, pour se soustraire aux froissements. Voltaire, du fond de sa solitude de Ferney, pouvait défier ses ennemis — car les luttes pour l'idée sont souvent plus violentes que celles de la guerre. — Autrefois elles aboutissaient à la prison ou au bûcher.

Dans la seconde catégorie se placent les hommes dont l'objectif est le sentiment, par conséquent les « impressionnables », et pouvant ainsi recevoir de rudes atteintes. Il n'est donc pas étonnant que très peu vieillissent dans cette carrière : soit à cause d'excès, de privations, de froissements d'amour-propre, de vanité, d'injustices. Il serait trop long de détailler ici ce martyrologe.

La conséquence de ce que nous venons de dire est que la philosophie forme la base morale de toute longévité. Mais il y a certaines règles de conduite ou régime.

Souvent les hommes qui travaillent de la tête, recourent aux excitants pour relever les fonctions cérébrales : le café, le tabac, les spiritueux. Eh bien! tous ces hommes sont morts à un âge relativement peu avancé — quelques-uns fous. C'est que les stimulations artificielles épuisent le cerveau et finissent par le ramollir.

Les hommes qui s'occupent des choses de l'esprit doivent donc avoir une vie sobre et régulière. Et comme chez eux il y a exubérance de tempérament, le rafraîchissement du corps par le sulfate neutre de magnésie est surtout une nécessité.

Afin de relever les forces du cerveau et d'empêcher cette fièvre que détermine toute conception, nous leur conseillons la strychnine (hypophosphite, arséniate, sulfate), l'aconitine, la digitaline, ainsi que nous l'avons dit plus haut. *Experto crede Roberto.*

XII

INFLUENCE DE LA BIENFAISANCE PUBLIQUE ET PRIVÉE SUR LA LONGÉVITÉ.

La bienfaisance doit être comme la médecine, c'est-à-dire dosimétrique.

Bourrer le besoigneux d'aumônes, c'est comme le malade, de drogues. Une fois le chemin de la mendicité pris, l'ouvrier désapprend le travail : il a perdu le sentiment de sa dignité.

Les Anglais — qui sont pratiques en tout — donnent pour leur propre sécurité : non qu'ils aient peur de l'émeute, mais parce que cela les dérange. Le pauvre a le même sentiment : quand il est repu, il ne demande plus rien. Sous ce rapport, il diffère du Peau-Rouge qui dit : « Je suis pauvre : cela est mauvais ; laisse-moi voler des chevaux ! » — Il est vrai qu'en Angleterre la police ne badine pas.

Donc, c'est en Angleterre que l'on donne le plus et que le paupérisme est le plus accentué. C'est devenu une spéculation : on y vit de la misère, comme d'autres de leurs rentes. C'est dans l'East-End de Londres que cette industrie fleurit dans toute sa splendeur. Un mendiant que vous voudriez vêtir proprement vous regarderait avec dédain. C'est peut-être le résultat de l'esprit d'égalité. Dans les parcs, on voit des fils de lords jouer avec de petits mendiants déguenillés, et qui dédaigneraient des fils de bourgeois. Les extrêmes se touchent.

De tout cela il résulte que pour bien

donner, il faut beaucoup de tact. La misère réelle doit être étudiée avec soin, car elle s'efface.

Nous citerons comme un modèle de bienfaisance bien entendue une société charitable à Gand, connue sous le nom de « Sans nom, non sans cœur ». Jamais titre nobiliaire ne fut mieux mérité. Avec peu de ressources, elle fait énormément de bien, parce que ce qu'elle donne est bien donné.

Ce qu'il faut entretenir dans la classe ouvrière, c'est le sentiment de la dignité personnelle qui rend le devoir plus facile. Quand l'homme du peuple le comprend, il devient tempérant : et qui est tempérant vit longtemps — contrairement au syllogisme : *Qui bene bibit, bene dormit. — Qui bene dormit non facit malum, etc.* » — Ceci conduira à restreindre dans la mesure du possible l'abus des boissons alcooliques et à étendre l'usage des boissons saines. Mais le fisc a d'autres idées : « Ce qui est bon à prendre est bon à garder. »

XIII

INFLUENCE DE L'ALCOOL (ALCOOLISME) SUR LA LONGÉVITÉ.

Le journal *l'Organe de la Confraternité médicale* donne un article extrait du *Journal d'hygiène de Paris*, inspiré par une monographie de M. E. Fournier de Flaix, sur *l'Alcool et l'alcoolisme,* conformément à notre principe sur l'universalité de l'idée. Nous reproduisons ici cet article en en indiquant l'auteur.

Le programme de M. E. Fournier de Flaix est carrément formulé en ces termes : « Comment l'alcool pourrait-il être à la fois une source de calamité et une source de richesse pour l'humanité ? La richesse ne consiste-t-elle pas dans les objets appropriés à la satisfaction des besoins de l'homme ? Faut-il admettre que les hommes se trompent sur la nature et la légitimité de leurs besoins, à ce point qu'ils consentent à payer chaque année trois ou quatre milliards pour satisfaire des goûts qui doivent détruire leur espèce ? Et si ce fait est concédé, comme expliquer que ce soient précisément les races les plus vigoureuses et les plus fécondes, les peuples les plus éclairés et les plus riches qui consomment le plus d'alcool ? Ce serait donc la partie la plus énergique et la plus puissante de l'humanité, celle qui accuse le plus de vitalité et qui essaime de toutes parts ses colons et ses émigrants, que ce nouveau fléau menacerait en particulier ? »

Nous regrettons de ne pouvoir suivre le brillant auteur dans son argumentation de faits et de chiffres, quand il étudie successivement l'alcoolisme (I) et l'alcool (II), mais nous sommes heureux de transcrire *ad litteram* ses principales conclusions.

« I. — Les recherches sur l'influence de la consommation de l'alcool, tant en France (A), qu'en Europe (B), démontrent :

» A) 1º Que la proportion de consommation de l'alcool dépend avant tout du climat;

» 2º Que la richesse exerce dans cette consommation une influence secondaire;

» 3º Que la natalité est moindre, et la mortalité plus grande, dans les départements à faible· consommation d'alcool;

» 4º Que la criminalité n'est pas proportionnelle à la consommation d'alcool;

» 5º Que le suicide n'est pas proportionnel à cette même consommation.

» B) Passons à l'Europe.

» 1º Avec une consommation d'alcool qui est à peu près la même, la France et le Royaume-Uni présentent des différences considérables pour la natalité, la mortalité et la criminalité. La France consomme moins d'alcool et néanmoins est inférieure comme natalité, supérieure comme mortalité, criminalité et suicide;

» 2º L'Italie ne consomme que peu d'alcool; la Suède, le Danemark et la Norwège en consomment près de quatre fois plus, pour une population trois fois moindre, et toutefois leur criminalité est, eu égard la population, dans la proportion de 40 à 2,470;

» 3º L'Espagne consomme trois fois moins d'alcool que l'Italie ; sa criminalité est le double de celle de l'Italie ;

» 4º La Russie consomme quatre fois autant d'alcool que la France ; sa natalité est presque le double ;

» 5º L'Autriche et la France ont la même population et presque la même consommation d'alcool ; la différence de natalité et de mortalité est de 50 p. c. ; celle des suicides, de plus de 100 p. c. ;

» 6º L'Allemagne, avec une consommation plus élevée de 2/3, a 1/3 moins de suicides, et un excédent de naissances sur les décès cinq fois plus grand.

» L'alcool n'est donc pas un fléau qui menace la race européenne du sort des races océaniennes, puisque les peuples qui consomment le plus d'alcool, même d'alcool pur, d'alcool industriel, sont les peuples supérieurs, les peuples à moindre criminalité et à forte vitalité.

» II. — Il faudra beaucoup de temps, écrit M. Fournier de Flaix, pour faire reconnaître la nature, la fonction alimentaire de l'alcool. Pendant combien de siècles a-t-il fallu lutter pour faire accepter celle du vin ? »

Après avoir énuméré les avantages hygiéniques et thérapeutiques de l'usage modéré de l'alcool; après avoir établi par des chiffres précis les changements qui se sont accomplis depuis 1840 dans la production des alcools en France; après avoir affirmé que les alcools industriels sont venus fort à propos prendre la place des alcools de vins qui ont presque disparu, parce que, « grâce aux progrès généraux de notre époque, tout se répare, tout s'harmonise », le savant économiste termine son étude en ces termes :

« L'alcool est néanmoins un fléau particulier pour l'homme qui en abuse, qui ruine sa santé, qui prive sa femme et ses enfants du nécessaire pour dévorer ses épargnes au cabaret; c'est là l'exception, il faut le dire, et le dire hautement, c'est la très grande exception.

» Ce sont toujours les peuples les plus énergiques et les plus prospères qui payent le plus grand tribut à l'alcool. Ce tribut est bien léger si on le compare à l'immense puissance d'émigration des peuples scandinaves, de l'Angleterre et de l'Italie.

» J'en conclus que le vice de l'homme, résultant de l'abus d'un élément de prospérité et de progrès, ne doit réagir en rien sur cet élément même.

» E. Fournier de Flaix. »

Ces déductions statistiques tirées du mouvement général de natalité, de mortalité et d'hygidité devraient tenir compte de facteurs plus nombreux et plus importants que celui de la consommation des alcools. Le climat, l'éducation, les mœurs, le régime alimentaire, la densité de la population, qui accentue le *struggle for life,* mille conditions d'existence constituent les facteurs réels ou l'ensemble des forces qui influencent la vie, l'hygidité ou le fonctionnement de l'organisme. Avec l'auteur, nous pouvons admettre que la consommation modérée des alcools, comme agents stimulants et nutrimentaires, loin de nuire, procure un vif bien-être à l'homme, particulièrement dans les régions où le climat est sévère et froid, dans les pays septentrionaux. En Belgique, où le vin est inabordable pour la classe ouvrière et la petite bourgeoisie, les boissons alcooliques sont fournies par la bière et le genièvre. Ces produits de l'industrie nationale, s'ils proviennent de la germination des blés, du houblon, si ce sont des produits naturels, non falsifiés ni drogués, sont bienfaisants. Malheureusement l'âpreté au gain a dénaturé les procédés de fabrication, et le commerce a multiplié les genres de sophistication. La législature et la police devraient être actionnées pour la répression de l'exploitation de la santé et de la vie des citoyens par les industriels et les commerçants qui ruinent les meilleures industries par leur intempérance pour le lucre. Mais les matadors qui détiennent le pouvoir par la voie des suffrages ont à compter avec l'appoint de cette catégorie d'électeurs qui ont nom de cabaretiers, et l'on peut bien tolérer l'empoisonnement lent et chronique des citoyens en récompense d'un vote bienveillant au grand jour des élections. Pour parvenir à saisir le pouvoir, les partis politiques font toutes les promesses; pour se maintenir, ils feront toutes les concessions! Le remède à ce mal, s. v. p.?

C. Alino.

Nous nous rallions pleinement à ces conclusions.

Il en est de l'alcool comme en toutes

choses : c'est-à-dire que c'est l'excès qui nuit et non l'usage.

L'alcool, en tant que carbure, diminue l'oxygénation du sang ; voilà pourquoi il est moins dangereux pour les populations du Nord que pour celles du Midi. C'est là un fait d'instinct. Toutefois, nous pensons qu'il faut autant que possible, dégrever les boissons nutritives, telles que la bière, le vin, en grevant les boissons *extinctives*, par conséquent les alcools purs (si ce vocable peut leur être encore attribué, en présence des fraudes du commerce).

ÉPILOGUE.

Notre tâche est terminée !

Comme nous le disons dans la Préface, ce petit livre sera peut-être notre dernier-né, car la paternité a un terme. Nous aurons du moins — avant de quitter cette terre — la satisfaction de nous dire que notre passage aura laissé une trace que d'autres approfondiront. La santé — jusqu'ici abandonnée aux caprices des systèmes médicaux — sera placée sous la sauvegarde de tous les intéressés, comme nos droits constitutionnels.

Le rôle du médecin sera plutôt de prévenir les maladies que de les guérir, puisque l'art est, le plus souvent, impuissant devant le mal confirmé.

Le précepte d'Ovide deviendra une vérité :

Principiis obsta, sero medicina paratur
Cum mala per longas invaluere moras.

Jusqu'ici il en avait été de la médecine comme des secours spirituels : les uns se laissaient mourir dans leur incrédulité finale, les autres dans une indifférence inconsciente.

L'ombre de l'inconnu venait s'apesantir avant le temps sur les plus belles intelligences. Et les carrières les plus nobles, les plus nécessaires à l'État et à la famille étaient brisées.

Du moins, dorénavant, chacun pouvant surveiller sa propre santé, il n'y aura plus que des éventualités impossibles à prévoir : la mort prématurée sera un accident, une tuile tombant de haut — encore pourra-t-on l'éviter en tenant le milieu du pavé dans une bourrasque — ou plutôt en ne sortant pas en ce moment-là. — De cette manière chacun aura le temps d'achever sa tâche ici-bas, la mort n'étant plus une surprise.

Le tour de cadran du xixᵉ siècle va bientôt sonner. Nous en avons parcouru les trois quarts. Peut-être nous est-il réservé d'en voir la fin. Ce serait la plus belle confirmation de nos doctrines. Le xxᵉ siècle apportera-t-il au monde cette paix universelle tant de fois rêvée, et aboutissant chaque fois à un déluge de sang? Nous avons assisté à la fin des guerres du premier Empire. Tout le monde alors croyait à la « Sainte-Alliance » et aujourd'hui la Trinité des Empereurs est encore grosse d'événements. Dieu veuille qu'il en sorte autre chose qu'une souris. Il est plus que temps que ce « jeu de princes » cesse !

Le XIXe siècle a été fécond en grandes découvertes : il faut espérer que le XXe en verra les applications pacifiques et que l'internationalisation deviendra le lien des peuples, sans exclure les nationalités qui en sont l'âme. Les heureux seront ceux qui assisteront à ce spectacle ; et c'est à notre système de longévité qu'ils le devront.

Quant à nous, nous répèterons avec l'octogénaire du bon La Fontaine :

Mes arrière-neveux me devront cet ombrage.
    Eh bien, défendrez-vous au sage
De se donner des soins pour le plaisir d'autrui ?
Cela même est un fruit que je goûte aujourd'hui.
J'en puis jouir demain et quelques jours encore ;
    J'en puis enfin compter l'aurore,
    Plus d'une fois sur vos tombeaux.
Le vieillard eut raison : l'un des trois jouvenceaux
Se noya dans le port, allant à l'Amérique ;
L'autre, afin de monter aux grandes dignités,
Dans les emplois de Mars servant la République,

> Par un coup imprévu vit ses jours emportés.
> Le troisième tomba d'un arbre.
> Que lui-même il voulut enter.
> Et, pleurés du vieillard, il grava sur le marbre
> Ce que je viens de vous raconter.

Les divers accidents auxquels l'octogénaire fait allusion sont la tuile tombant de haut, qu'il n'est pas toujours possible d'éviter.

En tout cas, ce n'est pas l'exception qui détruit la règle, c'est-à-dire la longévité. Même dans les « emplois de Mars », tous ne sont pas « emportés ». Quant à aller « à l'Amérique », la traversée est devenue tellement rapide qu'elle échappe aux tempêtes. Ici encore, ceux qui se « noient dans le port » sont l'exception. Quant à enter les arbres, chacun son métier; et nous ne sachons pas que les jardiniers soient plus exposés que d'autres à s'en laisser choir.

La vie ordinaire ne sera plus affaire

de hasard. Avec notre système, on saura comment on vit et comment on meurt.

TABLE DES MATIÈRES

APPLICATIONS

DE LA

MÉDECINE DOSIMÉTRIQUE

A NOS RACES DOMESTIQUES

QUESTIONS HYGIÉNIQUES

ET ÉCONOMIQUES

Erratum. — Page 73. Par les neutres. *Lisez :* Par les sels neutres.

L'ŒUVRE

DU

DOCTEUR BURGGRAEVE

Cette œuvre est déjà considérable et promet de l'être plus encore, si, grâce à son système, l'auteur sait maintenir sa verte vieillesse qu'il professe aux autres par son exemple.

Il en est de l'esprit humain comme des arbres fruitiers, ce n'est qu'à l'automne que se forment les fruits savoureux. Les fleurs sont souvent éphémères et indiquent une précocité qui n'a pas de suites. La première condition pour l'homme de science, c'est de vieillir. Mais la jeunesse, toujours outrecuidante, ne l'entend pas ainsi : au moins elle a la générosité de son âge, tandis que les âges intermédiaires n'en ont que l'égoïsme. « Ote-toi de là que je m'y mette » ; c'est-à-dire souvent des médiocrités ambitieuses.

1887.